A faBullosa Stella

Marika Meeks e Elizabeth Ridley

A faBullosa Stella

A história real da pit bull resgatada
que salvou uma família

Tradução: Claudio Carina

GLOBOLIVROS

Copyright © 2021 Editora Globo S.A para a presente edição
Copyright © 2019, Marika Meeks and Elizabeth Ridley

Todos os direitos reservados.
Nenhuma parte desta edição pode ser utilizada ou reproduzida — em qualquer meio ou forma, seja mecânico ou eletrônico, fotocópia, gravação etc. — nem apropriada ou estocada em sistema de banco de dados sem a expressa autorização da editora.

Texto fixado conforme as regras do Acordo Ortográfico da Língua Portuguesa (Decreto Legislativo nº 54, de 1995).

Título original: *Incredibull Stella: How the Love of a Pit Bull Rescued a Family*

Editora responsável: Amanda Orlando
Assistente editorial: Isis Batista
Preparação de texto: Cláudia Mesquitsa
Revisão: Carolina Rodrigues, Bruna Brezolini e Thamiris Leiroza
Diagramação: Abreu's System
Capa: Douglas K. Watanabe
Imagem de capa: Erica + Jon Photography

1ª edição, 2021

CIP-BRASIL. CATALOGAÇÃO NA PUBLICAÇÃO
SINDICATO NACIONAL DOS EDITORES DE LIVROS, RJ

M444f Meeks, Marika
    A fabullosa Stella : a história real da pit bull resgatada que salvou uma família / Marika Meeks, Elizabeth Ridley; tradução Cláudio Carina. – 1. ed. – Rio de Janeiro: Globo Livros, 2021.
    224 p. ; 23 cm.

    Tradução de: Incredibull Stella : how the love of a pit bull rescued a family
    ISBN 978-65-5987-000-4

    1. Animais de estimação. 2. Cães - Adoção. 3. Relação homem-animal. I. Ridley, Elizabeth. II. Carina, Cláudio. III. Título.

21-73330   CDD: 636.70887
                                                                            CDU: 636.7

Meri Gleice Rodrigues de Souza – Bibliotecária – CRB-7/6439

Direitos de edição em língua portuguesa para o Brasil adquiridos por Editora Globo S.A.
Rua Marquês de Pombal, 25 — 20230-240 — Rio de Janeiro — RJ
www.globolivros.com.br

Este livro é dedicado à minha família, que me deu motivos para continuar lutando.

Para Stella e todos os cachorros que têm tanto a oferecer se tiverem uma chance.

E para meu marido, Brian, o amor da minha vida, meu melhor amigo e, acima de tudo, meu anjo da guarda.

*Em algum lugar do caminho, no intervalo entre aquilo a que ela sobreviveu
e quem estava se tornando, era exatamente onde deveria estar.
Começava a gostar da viagem.
E a encontrar alívio nos recantos tranquilos de seus sonhos
mais arrebatadores.*

— J. Raymond

Sumário

Nota da autora 11
As dez principais regras na vida de Stella 13

Prólogo
Stella rouba a cena.. 15

1. O telefonema que muda tudo 29
2. A decisão mais difícil 41
3. Um encontro fortuito com Sweetie Pie........................ 57
4. London, Laverne, Shirley e amor à primeira vista.... 73
5. Stella se instala 91
6. Stella faz mágica 107
7. Booker e Cena 121
8. O primeiro voo de Stella 135
9. Stella e G.I. Jane 149
10. Nasce um pai de cachorro... 163
11. Stella, estrela das redes sociais 181
12. Stella, Roxy e The Dodo 195

Epílogo
Stella (e Marika): é só o começo 211

Agradecimentos 217
Mais informações 219

Nota da autora

A faBullosa Stella: a história real da pit bull resgatada que salvou uma família é a história verdadeira de Marika Meeks e sua família que, ao adotarem Stella em 2016, tiveram suas vidas transformadas. Alguns nomes foram alterados para proteger a privacidade dos indivíduos e determinados personagens são composições ficcionais baseadas em várias pessoas.

Este livro relata as decisões pessoais de Marika sobre os tratamentos de câncer disponíveis para ela. Não se pretende aconselhar outros pacientes com câncer. As autoras recomendam a todos que enfrentam graves problemas de saúde a fazer pesquisas extensas, conversar com profissionais médicos e tomar suas próprias decisões sobre planos de tratamento.

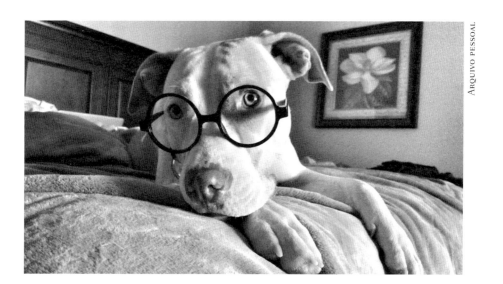

As dez principais regras na vida de Stella

1. Ame primeiro, pergunte depois.
2. Em caso de dúvida, abane o rabo.
3. Peça desculpas por mastigar coisas.
4. Cheire antes de lamber.
5. Ame seus irmãos adotivos — todos somos irmãos.
6. Uma coleira elegante combina com tudo.
7. Um colete AAE é o melhor acessório.
8. Agrade seus humanos.
9. Vale a pena esperar pela sua "pessoa".
10. Uma família é para sempre.

Prólogo
Stella rouba a cena

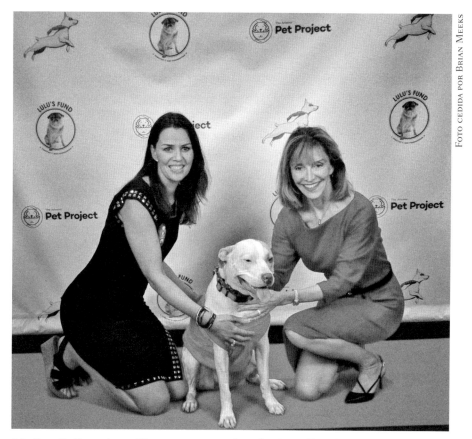

Marika, Stella e Anna Thomasson, membro do Conselho de Paradise Valley, na 15ª edição do Prêmio Hero.

Décimo Quinto Prêmio Hero, patrocinado pelo Arizona Pet Project
Scottsdale, Arizona, sábado, 10 de março de 2018

Fecho os olhos, respiro fundo e coloco o vestidinho preto elegante. E, quando digo "vestidinho" preto, quero dizer isso mesmo — vestidinho! De um tamanho que nem teria ousado experimentar duas semanas atrás, mas, quando estico o tecido pelo torso e quadris e sinto que se ajusta confortavelmente em mim, atrevo-me a me olhar no espelho.

— Cabe! Olha, Stella, o vestido da mamãe serve! — proclamo com orgulho para a pit bull enrodilhada na cama atrás de mim, trinta quilos de puro amor, a cabeça descansando nas patas com uma expressão satisfeita. Ela me olha sonolenta, boceja, depois fecha os olhos, retomando a soneca com um suspiro e um "hum" de satisfação.

— Bem, talvez você não esteja tão animada, mas eu estou, com certeza.

Giro o corpo me olhando de todos os ângulos. Na altura do joelho, o vestido leve e sem mangas tem uma fenda do lado esquerdo e uma guarnição de tachas prateadas na bainha e nas cavas. Um estilo sofisticado e sensual vespertino que certamente fará algumas pessoas virarem a cabeça.

Que dia fui escolher para revelar meu novo estilo — eu e Stella, com o resto da família, estamos a caminho da cerimônia do Prêmio Hero, patrocinado pelo Arizona Pet Project, no qual Stella, a faBullosa Stella, vai ser homenageada com o prêmio "Companheiro leal". Mas "companheiro leal" nem de longe descreve o que ela significa para mim. Stella é minha melhor amiga, minha confidente, minha cúmplice. Também é meu apoio emocional, que me dá força, me mantém segura e me ajuda a me concentrar quando o pânico, a ansiedade e o Transtorno de Estresse Pós-Traumático (TEPT) ameaçam me subjugar. Não só isso, Stella restabeleceu minha família esfacelada, nos dando esperança, alegria e risos num momento em que nos sentíamos perdidos e alquebrados.

Eu me examino mais de perto no espelho e vejo uma mulher de quarenta e seis anos, bronzeada, em forma e pronta para arrasar! Estou com as unhas pintadas; meu cabelo castanho-escuro comprido está penteado reto e liso; estou usando um par de sapatos de salto alto novos (Stella mastigou o outro único par ontem — ela pode ser uma heroína, mas não disse que era perfeita!); e com meu primeiro bronzeado em spray, que dá à pele um brilho quente e saudável.

Sei que estou bem, mas isso não tem nada a ver com vaidade; trata-se de gratidão, a mais profunda gratidão por ter recebido uma segunda chance na vida. Veja só, depois de lutar contra um câncer de mama no estágio 3 e seus efeitos colaterais por mais de cinco anos, 2018 representou um novo começo, um ano em que jurei entrar na melhor forma da minha vida, mental e física, e finalmente me livrar do câncer de uma vez por todas.

E todo esse trabalho duro valeu a pena! Quando me viro mais uma vez, flexiono os braços e vejo novos músculos surgirem entre o ombro e o cotovelo. Estou tão animada que deixo Stella tirando sua soneca e corro para encontrar meu marido, Brian, que está trabalhando no computador perto da cozinha.

— Brian... olha só! Sente meu braço! — Estendo o braço na direção dele, bem perto do rosto.

— O quê? — pergunta ele, sem desviar o olhar da tela.

— Olha só, sente os meus músculos!

Brian é um cara bem descontraído, alguns anos mais velho do que eu, olhos azuis plácidos e o comportamento calmo do meio-oeste americano. Em outras palavras, não fica muito animado com coisas desse tipo.

— Seus músculos? — pergunta calmamente enquanto continua digitando.

— Sim. Todo o exercício está valendo a pena. Dá uma olhada.

Agora ele presta atenção, rindo um pouco enquanto se vira, dá um aperto firme no meu bíceps e acena em aprovação antes de retornar ao teclado. Ele não é um sujeito muito emotivo, mas me ama muito e nunca duvido da profundidade de seus sentimentos. É o meu porto seguro e não poderia ter sobrevivido ao câncer sem ele ao meu lado, assim como não poderia ter sobrevivido aos efeitos colaterais do câncer sem minha querida Stella.

Assim que terminar de me aprontar para a grande noite, vai ser a vez de Stella, nossa pit bull de quase três anos que adotamos com sete meses em Indiana, em 2016, depois que ela e a irmã foram abandonadas à beira da estrada. Sou uma sobrevivente, e Stella também é. Temos isso em comum.

O dia de Stella começou cedo com um treino de trinta minutos na esteira, cortesia da RunBuddy Mobile, uma academia móvel para cães com ar-condicionado e climatização dentro de uma van que estaciona na nossa garagem para as sessões de Stella. Espero que tenha gastado um pouco da sua energia nervosa antes do grande evento desta noite. Depois da sessão de exercícios, dei um bom banho nela e uma boa escovada para o pelo ficar brilhante. Esta noite quero que vejam que cachorra linda ela é. Vamos ser sinceros — os pit bulls em geral são muito malvistos e nem todo mundo aprecia a beleza dessas criaturas especiais. É por isso que Stella e eu somos entusiastas em sensibilizar as pessoas para a aceitação da raça pit bull.

A etapa final é vesti-la com a camiseta vermelho-vivo com o slogan "FaBullosa Stella" estampado nas costas em grandes letras brancas. Enfio as patas dianteiras nas "mangas", a cabeça pela abertura do pescoço e puxo a camiseta até sua cintura, ou pelo menos até onde sua cintura estaria se os cachorros tivessem uma. Ela é paciente, fica mais ou menos parada por tempo suficiente para arrumar a roupinha e ficar toda bonita e bem-vestida para a grande estreia.

Sei que esta noite vai ser uma loucura, então aproveito os poucos momentos de silêncio para sentar com Stella e afagá-la suavemente, esfregando sua barriga e sussurrando em seu ouvido.

— Você é minha heroína — digo. — Hoje vamos contar nossa história para o mundo. Mas, por enquanto, você é toda minha.

Ela olha para mim, diretamente nos meus olhos, e juro que está entendendo. Stella é uma cadela sensível e inteligente, com características típicas de um pit bull: a cabeça grande e quadrada; uma constituição sólida, robusta e musculosa; nariz achatado, marrom e rosa; e o pelo curto e liso. Os olhos são de um âmbar claro e profundo e o pelo é quase todo branco com mechas claras carameladas e uma adorável mancha sobre o olho esquerdo.

— Obrigada, Stelly, por me dar um novo sopro de vida. — Abraço seus ombros fortes e a beijo na testa. — Não tinha ideia do quanto estava perdida antes de te encontrar.

A primeira paisagem que vemos no fim da tarde enquanto dirigimos até o Omni Scottsdale Resort & Spa de Montelucia, em Paradise Valley, é absolutamente de tirar o fôlego. Situado na base de Camelback Mountain, o resort parece uma vila andaluza, com piscinas turquesa cintilantes, spas luxuosos, fontes imponentes e passarelas em arco repletas de flores coloridas. O resort parece um oásis, uma joia exuberante escondida no meio do árido deserto de Sonora, rodeado por palmeiras e cactos gigantes, aninhado entre as montanhas baixas e escarpadas em tons de terra de siena queimada, marrom, oliva, ocre e mogno escuro sob o céu alto e brilhante com listras rosa-salmão, fúcsia, tangerina e douradas. É simplesmente deslumbrante, como uma cena de cinema.

— Uau, Brian, é impressionante.

Seguro no braço dele por um momento enquanto assimilo aquela paisagem, me sentindo como uma estrela de cinema prestes a fazer sua grande entrada. Mas então meus nervos começam a formigar e a tão conhecida adrenalina entra em ação, elevando minha frequência cardíaca às alturas e dando um nó no meu estômago. *Não quero fazer isso. Estou me sentindo mal — quero ir para casa.*

Nunca me senti confortável fazendo coisas diante de um público e a vida toda sofri com minha autoestima. Fui criada como uma criança doente, filha mais nova de pais brilhantes e superdotados, e me sentia, muitas vezes, deixada para trás ou posta de lado por não ser suficientemente boa nem bonita nem inteligente. *Controle-se, Marika*, penso de repente. *Esta noite não é sua; é da Stella. Você está fazendo isso por ela.*

O que torna a noite ainda mais especial é que, além de Brian e Stella, também estão comigo minhas duas lindas filhas, Carly, de vinte e um anos, e Caitie, de dezenove, ambas loiras e esguias em seus vestidos pretos. Caitie, em particular, tem um vínculo incrível com Stella — o estresse e a ansiedade provocados pela minha doença e pelo tratamento levaram Caitie à beira do suicídio e foi Stella quem primeiro ajudou a curar as feridas e depois me ensinou como me reconectar com minha filha adolescente profundamente afetada.

Atravessamos o pátio e entramos pelas portas da frente. O interior do resort é tão lindo quanto o exterior, com piso de ladrilhos pintados à mão, paredes caiadas de branco e madeira escura com detalhes em tons vibrantes. Na recepção há um grande banner com a foto de Stella e, abaixo, as palavras "Companheira leal". Stella está muito animada enquanto caminhamos em direção ao salão para posar para as fotos. Há muitas pessoas e tanta coisa acontecendo, diversas imagens, tantos sons e cheiros desconhecidos que assaltam os sentidos de uma só vez, mas ela está exultante, assimilando tudo com alegria.

Também tenho minha arma secreta, guardada em segurança dentro da bolsa — um saco plástico cheio de pedaços de frango cozido, inequivocamente a comida favorita de Stella. Não há nada que ela não faça por frango, então estou confiante de que posso mantê-la na linha dando ou retendo a guloseima, dependendo de seu comportamento.

Entramos no salão Alhambra, um espaço elegante com lustres cintilantes, garçons de terno e dezenas de mesas redondas com toalhas brancas e porcelanas finas, e somos direcionados ao palco para posar para fotos. Não tenho tempo para apresentar a mim e Stella aos outros cães heróis da noite (e ao gato!) e aos seus donos enquanto tento colocá-la no lugar. Agora ela está muito agitada e animada, abanando o rabo a cento e sessenta quilômetros por hora.

— Essa agitação é normal. — O homem ao meu lado se agacha para falar com Stella. — Hoje é um grande dia, não é?

O sujeito me parece muito familiar, mas não consigo identificar seu rosto. Espere um minuto — é Jackson Galaxy, o autor do best-seller e apresentador da série *Meu gato endiabrado*, do Animal Planet! É o presidente de honra do evento da noite. Por um momento, fico sem palavras, pasma, mas consigo encontrar minha voz e nos apresentar antes de me transformar em uma bobona chorosa.

Jackson é um hipster descolado e sensual, de cabeça raspada, pele bronzeada, olhos castanhos calorosos, óculos de armação escura e barba bem aparada. As mangas da sua camisa e as da jaqueta estão arregaçadas, mostrando tatuagens densas e intrincadas subindo pelos braços.

Jackson logo nos deixa à vontade com sua voz suave e gentil e presença serena. Ele pode ser conhecido como o "pai dos gatos", mas sua capacidade de se conectar com cães fica bem clara quando Stella responde ao seu amável incentivo, posando como uma profissional enquanto as câmeras ao redor começam a clicar e a piscar como loucas.

Assim que as fotos terminam, voltamos para nos misturar aos participantes bem-vestidos que começam a chegar. Há uma área especial para fotos, com um cenário sofisticado reservado ao público, e muitas pessoas pedem para tirar fotos com Stella. No início, não sei bem como ela vai reagir a tantos estranhos disputando sua atenção ao mesmo tempo, mas ela adora cada minuto. Sempre gostou de ser fotografada, e a garota sabe como posar, virando para um lado e para outro, mostrando seus melhores ângulos como uma verdadeira supermodelo canina.

A 15ª edição do Prêmio Hero, patrocinada pelo Arizona Pet Project, é dedicada a homenagear heróis, tanto animais quanto humanos, e também à arrecadação de fundos para programas de esterilização e castração, por exemplo, destinados a manter os animais em residências, e não em abrigos do município de Maricopa.

Os animais premiados esta noite demonstraram amor, coragem, devoção extraordinários e notável vontade de sobreviver. Além da premiação de "Companheiro leal" de Stella, há a de "Animal sobrevivente", concedida a BB Bear que, com apenas dois meses, foi brutalmente espancado e abusado, sofrendo uma lesão cerebral tão grave que os veterinários acharam que ele não sobreviveria. Mas o cachorrinho não só sobreviveu como se tornou um fenômeno das redes sociais durante sua recuperação. Hoje, está feliz e saudável, é um lindo menino de pelo branco como a neve, olhos negros e orelhas grandes e pontudas, que leva uma vida normal com sua mãe amorosa, Lisa.

Depois, há Nana, a ganhadora do prêmio "Serviço à comunidade", uma grande cadela pastora preta e branca, olhos azuis hipnotizantes, que tinha apenas dois dias de idade quando foi encontrada perdida no deserto. Hoje, ela é uma cadela terapeuta que ajuda onde for necessário, seja acalmando passageiros ansiosos no Aeroporto Internacional Sky Harbor de Phoenix ou divertindo alunos estressados da Universidade Estadual do Arizona.

O próximo é Cuffie, vencedor do prêmio "Animal herói", um extraordinário gato doméstico preto e branco que salvou a vida do dono, um menino chamado Davis. Davis tem diabetes e estava entrando em coma diabético tarde da noite, enquanto dormia. Cuffie percebeu o problema e alertou o pai do menino sentando na sua cabeça para chamar sua atenção. O pai verificou o medidor de glicose de Davis e constatou que o açúcar no sangue dele estava perigosamente baixo. Não fosse por Cuffie, Davis poderia não ter sobrevivido àquela noite.

E ainda há o premiado que está aqui somente em espírito, o vencedor do "Ponte além do arco-íris", Fozzie, um lindo golden retriever. Fozzie foi um pioneiro, o primeiro canino, ou K-9[*], policial em tempo integral que serviu no Departamento de Polícia de Scottsdale. O treinador está aqui para receber o prêmio em nome de Fozzie, junto com o novo membro da unidade K-9 da polícia.

Sinto-me comovida e honrada por Stella estar ao lado dessas criaturas extraordinárias.

— Você está em ótima companhia esta noite, Stella — digo a ela enquanto me curvo para lhe dar outra guloseima. Ela olha para mim com a língua para fora e um sorriso nos olhos cor de âmbar brilhantes.

Também estão sendo homenageados os "Heróis humanos", a família Van Es — Johnjay Van Es, a esposa, Blake, e os três filhos, Jake, Kemp e Dutch. Johnjay é o apresentador do programa matinal *Johnjay & Rich*, transmitido em cadeia nacional pela Kiss FM americana. Em 2015, Johnjay criou uma fundação de resgate de cães, a #LovePup, no quintal da própria casa, e hoje os Van Es já resgataram mais de quinhentos cães usando o poder das redes sociais para conseguir famílias amorosas para os filhotes sem-teto.

---

[*] A pronúncia de "K-9" em inglês soa como "canine", por isso o código é usado para cachorros na polícia norte-americana. (N.E.)

Receber este prêmio me faz lembrar da máxima "A quem muito foi dado, muito será pedido", e como isso se aplica a Stella. Ela não era mais do que uma cadela dispensável, abandonada à beira da estrada para morrer. Foi salva por um motivo e sua missão é muito maior do que o que fez até agora. *Sua jornada está só começando, Stella*, pondero. *Ainda há muito a fazer e não podemos perder um minuto. O câncer me ensinou isso.*

Entramos no salão para localizar nossa mesa entre os mais de quatrocentos e cinquenta convidados. Trouxe uma caminha de pano para Stella e a arrumo no chão ao lado da minha cadeira para ela saber onde deve ficar. Ela roda algumas vezes e se joga na cama apoiando o focinho nas patas.

O mestre de cerimônia da noite, o belo meteorologista regional da CBS 5 Ian Schwartz, sobe ao palco e as pessoas aplaudem. Stella não sabe bem o que fazer com todo aquele barulho e comoção. Seus olhos se arregalam e ela se levanta virando a cabeça, apreensiva, farejando o ar. Logo a tranquilizo dando um pedaço de frango a cada salva de palmas. Instantaneamente, ela entende que aplauso é igual a guloseima e, assim que os aplausos começam, ela olha para mim como se dissesse: "E aí, mãe, eles estão batendo palmas... cadê o meu frango?".

Após os discursos introdutórios, o jantar é servido — uma entrada de creme de couve-flor com trufas e couve-flor assada com açafrão, em seguida frango assado com purê de inhame caramelizado ou um cassoulet de feijão fradinho. Os pratos têm uma aparência e um aroma deliciosos, mas mal tenho tempo de dar uma garfada, pois as pessoas não param de se aproximar para ver Stella. Não consigo rejeitar ninguém; as mensagens-chave de Stella — sobre a sensibilização para a raça pit bull, a importância da esterilização e da castração, os benefícios para a saúde dos humanos ao ter animais de estimação e a promoção de abrigos para adoção — são muito importantes e a ocasião é perfeita para difundi-las por toda parte.

A sobremesa é servida enquanto somos conduzidos ao palco para a entrega do prêmio de Stella. As luzes se apagam, o falatório e o zumbido baixo das vozes suavizam quando a grande tela atrás de mim ganha vida. Após uma breve e animada introdução, o vídeo de Stella começa.

— É isso aí — cochicho, me abaixando para acariciar a cabeça de Stella e dar mais um pouco de frango antes de voltar minha atenção à tela.

O vídeo começa com imagens de um quarto de hospital frio e esterilizado e equipamentos de monitorização clínica. Estremeço. Era minha vida com o câncer, quando meus horizontes não iam além das máquinas que me mantinham viva. Quem poderia imaginar que eu estaria aqui hoje? Começo a chorar, mas engulo em seco recusando-me a derramar lágrimas.

O vídeo continua com fotos minhas durante o tratamento. É difícil ver meu rosto tão pálido e abatido, meus olhos castanhos tão sombrios e encovados, me lembrar de como me sentia vazia e sem esperança no leito do hospital, sem saber se iria viver ou morrer.

"Câncer. A própria palavra causa medo", começa a narração do vídeo. "Ouvir o diagnóstico é assustador. Quando foi diagnosticada com câncer de mama em estágio 3, Marika Meeks caiu de joelhos. Ficou paralisada pela angústia e convencida de que não sobreviveria. Ela se fechou, excluindo até sua amada família, o marido, Brian, e as duas filhas, Caitie e Carly..."

Em seguida a tela se ilumina com fotos mais felizes, eu com Brian, ambos sorrindo; Carly e Caitie rindo com um deslumbrante raio de sol passando pelos seus cabelos; nós quatro de braços entrelaçados e brincando. Depois, corta para cenas de Stella fazendo festa, lambendo o nariz, se refestelando no sofá, olhando para a câmera de forma adorável com seus olhos âmbar sérios e emocionantes.

"A energia contagiante de Stella, a expressão sorridente e o amor incondicional se tornaram o farol de esperança que uniu a família novamente", continua a narração. "E o melhor de tudo, eles não só aprenderam a sobreviver, mas a viver plenamente. Marika, cujo diagnóstico na época previa sessenta e um por cento de chance de sobreviver por cinco anos, acabou de ultrapassar esse prazo com uma saúde impecável..."

O vídeo corta para mim, em close. Estou sentada no chão da sala de casa falando diretamente para a câmera. Stella está enrolada no sofá atrás de mim, apoiando o focinho no meu ombro. É difícil descrever o quanto é bizarro ver o próprio rosto ampliado muitas vezes e projetado na tela de um salão com centenas de pessoas, a maioria estranha, mas luto contra a sensação de constrangimento porque sei que nossa importante mensagem precisa ser ouvida.

"Não temos nenhuma garantia do amanhã ou mesmo do minuto seguinte, sabe, e será que estamos vivendo realmente enquanto vivemos?", digo na tela. "E sabe de uma coisa? Eu achei que ia morrer. Achei que ia *morrer*. Mas isso não aconteceu."

O vídeo termina com uma tomada de mim, Brian, Carly e Caitie caminhando com Stella em nosso aconchegante bairro de Scottsdale, cercado por cactos, arbustos e casas amplas de telhados planos construídas nas montanhas distantes. A câmera capta habilmente como ficamos felizes e relaxados quando estamos juntos. "Esta é realmente uma história sobre quem resgatou quem", entoa a voz no vídeo. "Stella, você foi resgatada, mas também fez um resgate. Graças a você, reacendemos nosso amor e esperança e, por isso, você é a nossa heroína."

A tela escurece, as luzes do salão se acendem e a plateia irrompe em aplausos entusiasmados. Temo que Stella fique assustada com toda aquela barulheira, mas ela lida como uma profissional com a situação, recebendo a atenção e olhando para mim pedindo outra guloseima. Será que essa cadela sabe que é especial? Acho que sim.

Ian Schwartz se aproxima, ajoelha e coloca uma medalha presa a uma fita vermelha no pescoço de Stella, designando-a oficialmente como a vencedora do prêmio "Companheiro leal" da noite. Stella a ostenta com orgulho enquanto todos aplaudem e dou a ela outro presentinho por ser tão boazinha.

O resto da noite passa como uma névoa, uma linda e vertiginosa névoa enquanto deixo Stella escolher quem ela quer visitar. Apenas sigo atrás dela, segurando firme a coleira enquanto ela percorre o salão Alhambra como uma política veterana ou uma experiente profissional de relações públicas. É uma pit bull determinada, andando e contornando as mesas, rebolando e abanando o rabo como uma louca, cumprimentando os novos amigos ou enfiando a cabeça com delicadeza entre as cadeiras, esperando pacientemente até que alguém a note. E todo mundo nota!

"Stella! Que garota bonita você é", comentam, ou: "Oi, minha linda! Que bela cachorrinha você é, não?". Enquanto afagam a cabeça, acariciam as orelhas ou se debruçam para dar beijos estalados entre seus olhos. Algumas pessoas chegam a pegar restos de comida do prato para dar a ela com as mãos, espiando em volta para ver se o garçom não está olhando.

Neste momento, é impossível acreditar que alguém possa considerar os pit bulls perigosos. O único verdadeiro perigo é a capacidade absoluta de roubar seu coração! Stella está no paraíso sendo o centro das atenções e, quando estamos prontos para encerrar a noite, sua cara, da testa à ponta do nariz, está coberta por uma mistura brilhante de beijos de batons vermelho, rosa e coral.

— Ah, Stella. — Dou um suspiro, molho a ponta dos dedos na língua e tento limpar os beijos, mas só consigo manchar mais o batom e piorar as coisas.

— Pois é, Stellinha, amanhã de manhã você vai ter que tomar outro banho — digo. — Você não pode andar pela cidade parecendo uma senhora toda pintada. O que vão pensar? — Suas orelhas ficam em pé e ela me lança aquele olhar desanimado. Ela conhece muito bem o significado da palavra "banho".

Só quando já estamos no carro voltando para casa, com o ar fresco da primavera e seu toque de umidade do deserto entrando pelas janelas e com a estrada de asfalto escuro se estendendo pelo vale entre as montanhas, é que tenho a chance de refletir sobre esse dia incrível. Agora as lágrimas brotam facilmente, no casulo silencioso do banco traseiro, onde estou abraçada a uma Stella cansada, mas feliz, com a cabeça em meu colo enquanto afago sua barriga rosa e branca e acaricio o pelo curto e a pele lisa.

Tenho muita sorte de estar aqui, considero. E sou muito grata por ter aqueles que mais amo ao meu lado — Brian, Carly, Caitie e Stella. E não só tenho a sorte de estar aqui, aproveitando esta noite extraordinária, como tenho a sorte de estar viva. Graças a Stella, em vez de ficar pensando só no câncer e com medo do futuro, estou realmente vivendo o melhor da minha vida. Nunca percebi o quanto estava perdida antes de encontrar Stella; antes de nos encontrarmos. Não é extraordinário como o amor pode transformar tanto duas vidas?

Capítulo Um
O telefonema que muda tudo

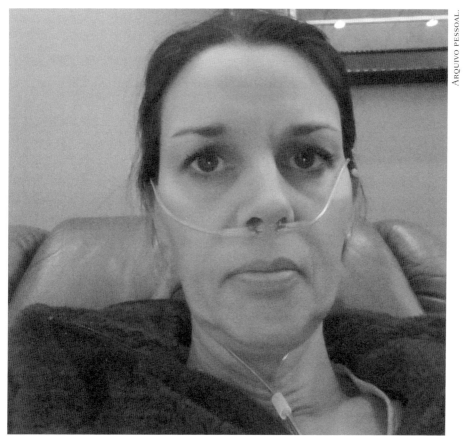

Marika sentindo-se péssima no fim do tratamento com radioterapia.

Verão de 2012 a janeiro de 2013

É uma pergunta que sempre me faço — se nunca tivesse tido câncer, será que algum dia teria Stella? Não posso dizer que a adotei como uma resposta direta ao diagnóstico de uma doença potencialmente mortal, mas, ainda assim, quando olho para trás, a conexão entre as duas coisas é muito clara. O câncer me pôs no caminho que me levou diretamente a Stella. O câncer não me matou (embora certamente tenha tentado), mas me transformou em um nível celular, me alquebrou, me deixou de joelhos. Isso expôs minha mente e meu coração à dor, ao medo e a um tipo de preocupação que não poderia ter imaginado anteriormente.

Mas o câncer também permitiu que me abrisse de outras maneiras menos sinistras. Despertou em mim os sentimentos de esperança humilde, de graça e de possibilidade. Tornou-me vulnerável a um grande amor — e foi por essa delicada brecha que Stella entrou com seu nariz molhado e suas patas grandes, e é onde reside até hoje, guardada em segurança na câmara recôndita do meu coração, reservada aos que mais amo — meu marido, minhas filhas e essa cadela incrível.

Mesmo assim, a jornada até Stella começou onde e quando eu menos esperava. Era início do verão de 2012 e eu estava me ensaboando no chuveiro de manhã quando passei a mão pelo meu peito. *Espera aí. O que é isso...? Ah,* não. Tive aquela sensação nauseante e vertiginosa que muitas mulheres devem conhecer. Parei, respirei fundo e senti meu seio novamente. Sim, havia algo ali, um caroço logo abaixo do mamilo, do tamanho e da forma de um feijão; pequeno, mas sem dúvida estava lá.

Que merda. Fiquei vendo a água quente e cheia de sabão passar entre os dedos do pé e girar pelo ralo enquanto minha cabeça também girava. Senti meu seio pela terceira vez esperando estar enganada. *Não. Isso está realmente acontecendo*. Mesmo assim, tentei não entrar em pânico. Tinha quarenta anos, gozava de excelente saúde e não havia histórico familiar de câncer de mama. Não só isso, eu tinha feito minha primeira mamografia aos trinta e oito anos e estava tudo certo, e uma segunda mamografia havia alguns meses, que também não mostrou nenhum sinal de câncer. Fui uma criança doente e, por isso, adulta, sempre fui muito proativa em relação à saúde e fiz questão de fazer mamografias anuais a partir dos trinta e oito anos, mesmo sem histórico familiar.

— Provavelmente não é nada — disse a mim mesma enquanto fechava o chuveiro e pegava uma toalha. — Mas vou verificar, só para ter certeza.

Liguei para meu médico e marquei uma consulta para a manhã seguinte. Estava nervosa ao chegar à clínica, mas tentando me manter otimista. Estatisticamente, só uma pequena porcentagem de caroços era câncer e, provavelmente, aquele era apenas um cisto benigno ou algo semelhante.

Fui examinada por uma jovem médica e ela também sentiu o caroço durante o exame de toque da mama.

— Bem, não é câncer — disse, e enumerou uma série de razões pelas quais não era câncer com base na localização do caroço e em outros fatores. Francamente, fiquei tão aliviada que mal ouvi o resto do que veio depois de "não é câncer".

— Provavelmente é hormonal, ou alguma alteração típica do tecido mamário — ela continuou. — Vamos examinar de novo quando você fizer a mamografia de rotina daqui a seis meses, mas, enquanto isso, não se preocupe. Você está bem. (Depois fiquei sabendo que o protocolo padrão quando uma mulher de quarenta anos apresenta uma massa palpável no seio é solicitar uma biópsia imediatamente. Por alguma razão, isso não aconteceu no meu caso.)

Mesmo sem estar terrivelmente preocupada com o caroço, foi um grande alívio ouvir uma profissional me garantindo que não era câncer. *Agora posso voltar a viver minha vida,* pensei. E como minha vida era divertida e ativa! Na época, eu morava em Fort Wayne, Indiana, com Brian, meu segundo marido, Carly e Caitie, filhas do meu primeiro casamento, com dezesseis e treze anos, cursando o ensino médio e o ensino fundamental.

Quando fiquei solteira, antes de me casar com Brian, comprei e abri a primeira franquia do restaurante Jimmy John's em Fort Wayne e, nessa época, Brian, que tinha entrado como sócio, e eu estávamos no processo de conseguir um terceiro ponto comercial para a instalação de um Jimmy John's e com planos de expansão. Tive uma infância solitária e isolada e um primeiro casamento difícil, então podia dizer honestamente que, aos quarenta anos, depois de ter superado tanto, minha vida estava melhor do que nunca. Finalmente, as coisas estavam se encaixando, pessoal e profissionalmente, eu não poderia estar mais feliz.

Ainda estava vivendo aquele "melhor do que nunca" alguns meses depois quando, em outubro, do nada, de repente senti uma necessidade irresistível de pôr os assuntos pessoais em ordem. Agora, olhando para trás, acho que, sem saber, estava me preparando para a morte, mas, na época, essa ideia nem remotamente passava pelo meu radar. Era como uma voz dentro da cabeça me cutucando, dizendo: "Você precisa fazer isso. Marika, faça isso agora, enquanto ainda pode".

Não conseguia entender de onde vinha esse estranho desejo. Mesmo depois de esclarecer tudo com a médica, continuei de olho no caroço em meu peito, verificando-o no chuveiro ou antes de me deitar. Esperava, é claro, que desaparecesse por conta própria, mas mesmo quando isso não aconteceu, não entrei em pânico. Não estava ficando maior ou menor; só continuava "ali" e, na maioria das vezes, eu fazia o possível para ignorá-lo. Não associei isso de forma alguma com o desejo repentino e irresistível de pôr os negócios em ordem.

Mas assim que ouvi a voz interior me pressionando para organizar a vida, fiquei obcecada pela missão. Verifiquei se os meus testamentos e os documentos do seguro estavam atualizados, se o nome de Brian constava em todas as contas comerciais e pessoais e se ele sabia como organizar a folha de pagamento do Jimmy John's e realizar outras tarefas que normalmente ficavam por minha conta. A experiência de Brian era em imóveis comerciais, não em restaurantes. Estávamos casados havia menos de dois anos e ele trabalhava comigo fazia pouco tempo, por isso ainda havia muito a aprender sobre toda a papelada e o dia a dia do negócio.

Brian, por sua vez, nunca pareceu curioso ou preocupado por, de repente, eu estar me mexendo para colocar tudo em ordem. Afinal, ele era relativamente novo no negócio e fazia sentido deixá-lo a par daquela miríade de detalhes. Nunca comentei com ele que algo dentro de mim, alguma força poderosa, estava me incitando a fazer o possível para garantir que ele e as meninas ficassem bem se, de repente, eu não estivesse mais por perto.

Talvez eu tenha pensado que, se contasse como me sentia, Brian me acharia louca. *Talvez eu esteja louca*, dizia a mim mesma. Nada daquilo fazia sentido, mas o instinto e a intuição já tinham me salvado mais de uma vez na vida, então, se algo estava me dizendo para cuidar da papelada, era exatamente o que eu ia fazer.

Durante esse período frenético de organizar as coisas, saí do chuveiro uma manhã, levantei o braço para passar desodorante, olhei para o seio e a axila esquerdos e pensei: *Algo está errado*. Visualmente, tudo parecia normal — a pele não estava intumescida, enrugada, machucada, descolorida ou qualquer coisa assim, nada que pudesse ser um sinal de alerta óbvio. Foi só uma sensação, uma sensação forte na boca do estômago de que nem tudo estava bem.

Procurei o caroço de novo e ele ainda estava lá, mais ou menos do mesmo tamanho e na mesma posição de antes, como um feijãozinho sob o mamilo. *A médica disse que não era nada*, pensei, *e quero acreditar nela. Quero mesmo. Afinal, eu não estava com câncer, não é mesmo?*

Foi durante esse período que comecei a ter crises debilitantes de ansiedade. Tenho lidado com ansiedade e estresse pós-traumático por boa parte da vida, mas aquilo era algo totalmente diferente de tudo que tinha sentido antes e, diferentemente dos episódios anteriores, não havia gatilhos claros ou óbvios, os ataques pareciam me atingir vindos do nada. Todos os dias, enquanto dirigia para o trabalho no Jimmy John's, tinha uma sensação avassaladora de pavor e um mal-estar no fundo do estômago. Os ataques me deixaram muito frustrada e com raiva. *Marika, controle-se*, dizia a mim mesma. *Você vive de fazer sanduíches. Que diabos está errado com você?*

Estava sendo tragada para um lugar muito escuro, solitário e desolado, e não sabia como pedir ajuda a ninguém, pois não conseguia nem explicar o que sentia ou por quê. Sempre me enxergaram como uma mulher de negócios calma, confiante e equilibrada, que tinha tudo sob controle. Como poderia permitir que vissem a verdade? Estava com medo de ser uma decepção e desapontar todos.

Os negócios estavam em ordem, mas eu continuava sofrendo de ataques regulares de ansiedade quando, algum tempo depois, chegou o mês de janeiro de 2013, hora de fazer a mamografia anual, poucos dias antes do meu aniversário de quarenta e um anos. A essa altura, o caroço parecia estar ligeiramente maior e me sentia um pouco mais ansiosa, mas não em pânico. Estava confiante de que a mamografia avaliaria de modo imparcial o que realmente estava acontecendo.

O exame de mamografia é uma experiência dolorosa e desconfortável para a maioria das mulheres, e sempre achei isso mesmo. Com seios pequenos, é difícil colocar uma boa porção de tecido entre as placas para tirar a chapa. Durante a varredura, tentei me manter positiva, concentrando-me em receber boas notícias. *Ao menos vou ter uma resposta*, disse a mim mesma. *E não vou precisar pensar mais sobre isso. Pelo menos até o ano que vem.*

Poucos dias depois, os resultados da mamografia chegaram pelo correio. Meu coração batia forte e minhas mãos tremiam enquanto voltava da caixa de correio, abrindo o envelope ao mesmo tempo em que andava. Parei no meio do caminho, puxei o resultado, tomei fôlego, respirei fundo e comecei a ler, com o papel tremendo em minhas mãos nervosas.

Sim! É uma boa notícia! O resultado mostrava que não houve mudança no meu estado desde a mamografia anterior, um ano antes. Em uma escala de um a cinco, com um significando nenhum câncer e cinco significando positivo para câncer, eu ainda estava em um. "Nenhuma evidência de câncer" foi o veredito.

Meu corpo inteiro se inundou de alívio. Realmente não acreditava que estava com câncer e agora tinha uma prova disso. A médica havia me dito que o caroço não era câncer e uma máquina projetada especificamente para avaliar essas coisas confirmou o que ela disse. Fiquei emocionada e entrei em casa com um enorme sorriso no rosto. *Graças a Deus acabou*, pensei. Mas, mesmo assim, ainda restou uma irritante sementinha de dúvida em algum lugar no fundo da mente que não estava totalmente convencida. *Quero tanto que este resultado seja o suficiente, que seja a resposta*, percebi. *Mas será? Será mesmo?*

Poucos dias depois, numa noite fria, mas aconchegante de domingo, no fim de janeiro, após um típico fim de semana de compras, executando algumas tarefas, pondo a papelada em dia e assistindo a filmes, Brian e eu estávamos prestes a encerrar a noite. Ele já estava embaixo das cobertas, lendo um livro. Deitei na cama ao lado dele e me estiquei para dar um beijo de boa-noite. Quando me inclinei, de repente senti como se tivesse sido atingida por um raio; os pelos do braço e do pescoço se eriçaram e fui tomada pela sensação de pavor mais profunda, sombria e horrível que já senti na vida. Em seguida, uma forte lufada de pânico me fez cambalear, como se uma descarga de adrenalina me percorresse da cabeça aos pés.

— Algum problema? — perguntou Brian, preocupado, vendo meu rosto empalidecer.

— Não sei. — Minha voz falseou. — Alguma coisa não parece estar muito bem.

Deitei na cama, abalada até o âmago, e tentei retroceder os pensamentos e as ações enquanto Brian apagava a luz do abajur. O que eu estava fazendo quando tive aquela sensação? Enquanto repassava os últimos minutos, percebi que, quando me estiquei para beijar Brian, o braço direito roçou no seio esquerdo, bem acima do caroço, e foi naquele momento de contato que o terror absoluto me envolveu. Soube então que, independentemente do que os médicos e a mamografia disseram, algo estava muito, muito errado comigo.

— Brian, esse caroço no meu peito — falei com a voz fina e trêmula ressoando no escuro do quarto. — Amanhã de manhã vou ligar pedindo biópsia.

— Certo. Parece uma boa ideia — concordou ele, estendendo o braço para me confortar e me abraçar.

Provavelmente, estou apenas sendo boba, tentei dizer a mim mesma enquanto relaxava no calor do abraço e o sentia beijar minha testa. *Provavelmente, não é nada. Tenho certeza de que está tudo bem.*

A primeira coisa que fiz na segunda de manhã foi ligar e marcar a biópsia para o mesmo dia. Foram mais alguns dias de espera ansiosa pelos resultados, mas eu e Brian tínhamos muito com que nos distrair já que estávamos negociando com o proprietário do Jimmy John's sobre a abertura do nosso terceiro restaurante.

Na sexta-feira, passamos a manhã inteira em negociações, tentando acertar os pontos finais do acordo. Foi um dia longo e estressante, mas finalmente chegamos em casa por volta das três da tarde.

— Preciso beber alguma coisa — brinquei, mas percebemos que, afinal, não era uma ideia tão ruim, então combinamos de ir à nossa churrascaria favorita para tomar um coquetel, jantar e relaxar.

Estava sentada no balcão da cozinha esperando Brian trocar de roupa quando recebi uma ligação de Alicia no celular, a gerente de um dos nossos Jimmy John's.

— Marika, não queria incomodar — começou a dizer, parecendo preocupada —, mas tem uma mulher que está ligando e pedindo o seu número de celular. Disse que é sua médica. Já ligou três vezes tentando falar com você. Claro que não dei o número, mas acho que você deveria ligar pra ela. Parece importante.

O quê? Minha cabeça começou a girar, eu não sabia se estava ouvindo bem.

— Ela deixou um número? — Minha voz soou estranha e distante, quase robótica.

— Deixou. — Alicia me deu o número, que rabisquei num bloco de notas e desliguei. Estava mais confusa do que preocupada ou nervosa quando digitei os números e ouvi o telefone tocar. A dra. Patel atendeu imediatamente.

— Dra. Patel? É Marika Meeks. Você está tentando falar comigo?

— Marika — respondeu ela. — Obrigada por me ligar. — E fez uma pausa sem jeito, eu pude ouvi-la respirar fundo e pigarrear. — Sinto muito por ter que dizer isso, mas os resultados da biópsia chegaram e mostram que você tem um câncer.

Fiquei atordoada, incapaz de recuperar o fôlego.

— O quê? — consegui sussurrar. Ela me disse novamente que eu tinha um câncer e em seguida desencadeou uma torrente de palavras que não significavam nada para mim na época: *tipo de célula, margens, moderadamente diferenciadas.*

Nem me lembro de ter encerrado a ligação, estava tremendamente confusa e em estado de choque. Lembro-me de ter ido até o quarto e parado na porta tremendo e soluçando enquanto dizia a Brian:

— A médica ligou. Estou com câncer.

Ele imediatamente correu e me abraçou, fazendo o melhor possível para me consolar enquanto lidava com meu estado de choque e confusão.

Infelizmente, Carly estava em casa no momento com duas amigas e, quando ouviram a comoção, todas desceram correndo para saber qual era o problema. Em nenhum universo essa seria a maneira certa ou a melhor forma de dizer à minha filha que eu tinha um câncer, mas foi o que tive que fazer, ali mesmo, na frente das amigas dela. Ela ficou totalmente arrasada. (Caitie não estava em casa na hora, tinha ido a um acampamento da igreja naquele fim de semana, então só contei a ela mais tarde, depois de ter tido mais tempo para pensar na melhor forma de dar a terrível notícia.)

Como se estivesse em piloto automático, girando em outra dimensão, liguei para meus pais e para minha irmã Martine e mandei um e-mail para minha outra irmã, Michelle, que, na época, estava morando na Inglaterra, pedindo que me ligasse quando pudesse.

— E agora? — perguntou Brian em voz baixa quando terminei as ligações e guardei o telefone no bolso.

— Bem. — Suspirei. — Não sei você, mas agora realmente quero tomar uma bebida.

Ele olhou para mim, chocado e confuso.

— A gente tinha planejado ir jantar antes da dra. Patel ligar. Acho que ainda devemos ir — expliquei. — Precisamos comer, certo?

Ele pareceu surpreso, mas concordou, embora nenhum de nós estivesse com muito apetite. Brian é um "faz-tudo"; é da natureza dele querer consertar o que quer que esteja errado, e pude ver a tristeza e a dor em seu rosto sem saber o que dizer ou fazer que pudesse me ajudar no momento em que meu mundo inteiro, o *nosso* mundo inteiro, estava de cabeça para baixo.

Quando saímos da garagem a caminho do restaurante, não pude deixar de notar o outro veículo na garagem, um Dodge Durango novo, edição

Citadel, marrom-escuro metálico, que tínhamos acabado de arrendar para Brian por três anos, e pensei comigo mesma: *Essa* SUV *pode ficar com minha família por mais tempo do que eu.*

Agora eu sabia que tinha câncer de mama, mas não fazia ideia do tipo, em que estágio ou o quanto estava avançado. Precisaria de mais exames para determinar essas coisas e nada disso aconteceria antes da próxima semana, no mínimo. Minha cabeça continuava girando em torno de várias perguntas. *Será que o câncer se alastrou para além da minha mama? Qual será o meu prognóstico? Será que tenho semanas de vida? Meses? Anos? Vou precisar de cirurgia, terapia hormonal, radioterapia, quimioterapia? Serei uma daquelas sortudas que são curadas?*

Só podia rezar para que o câncer fosse recente, mas sabia do caroço na minha mama havia pelo menos seis meses. *E quem sabe quanto tempo demorou até senti-lo. Há quanto tempo essa doença vem crescendo dentro de mim sem eu saber?*

Chegamos à churrascaria, sentamos no bar e pedimos bebidas. Eu tentava agir normalmente, mas me sentia oca e vazia, como se minha vida inteira tivesse sido drenada do meu corpo. Enquanto eu e Brian ficamos sentados olhando para o nada, sem saber o que dizer, minha irmã Michelle ligou da Inglaterra. Saí para poder ouvi-la melhor, voltei a desmoronar ao contar a notícia e choramos juntas, compartilhando a tristeza a uma distância de mais de quatro mil quilômetros uma da outra.

Quando desligamos, continuei sentada por um tempo, congelando em um banco de concreto do lado de fora da churrascaria, esfregando os braços para me aquecer. Via o fluxo intenso de vida fluindo ao meu redor, tantas pessoas felizes e sorridentes, rindo e conversando enquanto entravam no restaurante, comemorando o fim de mais uma longa semana. Mas aquilo não significava mais nada para mim; agora estava observando a vida como uma estranha em vez de vivê-la. É o que o câncer realmente rouba — não só a vida que você vivia, mas também os sonhos e esperanças para o futuro. De repente, paralisada de medo, ansiedade e desespero absoluto, até mesmo os prazeres mais simples ficam fora de alcance.

O processo de pesar começou naqueles momentos desesperadores. Pensei em tudo o que o câncer podia tirar de mim: *Minhas filhas vão crescer sem mãe? Ou serei capaz de vê-las se formando no ensino médio e na faculdade, conhecer os namorados e futuros maridos, conter as lágrimas enquanto entram na igreja? Será que vou estar viva para ser uma vovó de cabelo grisalho, equilibrando os bebês das minhas filhas no quadril? Brian está aqui para me dar força, mas quem vai estar com ele na velhice, segurando sua mão quando estiver doente se eu não estiver mais viva? De repente, minha existência na Terra estava em jogo. Não vou saber de mais nada até segunda-feira, no mínimo, percebi. Este será o fim de semana mais longo da minha vida.*

Capítulo Dois
A decisão mais difícil

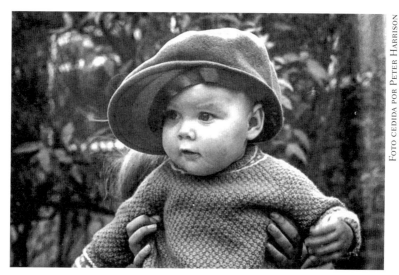

Marika ainda bebê, na Inglaterra, 1972.

Início de 2013

Ninguém pode dizer honestamente que se sente "pronto" ou em boa condição para ter câncer, mas eu me sentia particularmente despreparada para um diagnóstico tão devastador. Talvez tenha nascido introvertida, fosse naturalmente tímida, me sentindo muitas vezes estranha, insegura, e evitava chamar atenção, mas os eventos e as circunstâncias da minha infância também conspiraram para me deixar hesitante, instável e com baixa autoestima.

Nasci em Bury St. Edmund's, na Inglaterra, em 1972, a mais nova de três filhas, e minha família emigrou para os Estados Unidos quando eu tinha cinco anos para meu pai ter melhores oportunidades de carreira no seu trabalho de assessoria militar. Mudar para o outro lado do mundo foi um grande choque cultural para uma mocinha inglesa acostumada com Mini Coopers, peixe com fritas, jantares de domingo e viagens de fim de semana à beira-mar com chá da tarde, pirulitos e carrinhos bate-bate em parques de diversão.

Eu me senti como Dorothy acordando em Oz, só que minha Oz era a plana e árida Fort Wayne, Indiana, uma velha cidade no Cinturão da Ferrugem rodeada por plantações de milho e habitada por garotos corpulentos e cheios de sardas que jogavam beisebol e aprendiam sobre agricultura depois das aulas. Os colegas do primeiro ano da escola Lafayette zombavam impiedosamente do meu sotaque, pedindo que pronunciasse palavras que achavam hilárias no inglês britânico. Minha resposta era o silêncio — era melhor não dizer nada do que correr o risco de ser humilhada e isso se tornou uma convicção essencial na minha vida, que me acompanhou até a idade adulta. *Se não se expõe, você não corre o risco de se machucar.*

Eu não só tinha um sotaque estranho como tinha nascido com uma fístula branquial, um buraquinho no pescoço que não fechou quando eu ainda estava no útero, como é o normal. Às vezes, minha garganta drenava muco pela abertura pouco acima da clavícula. Quando a passagem entupia, meu pai tinha que massagear meu pescoço e apertar de leve para desobstruí-la e, sim, era exatamente tão nojento quanto parece. Eu usava as blusas abotoadas até em cima, mesmo no verão, e ficava sempre preocupada com a possibilidade de vazar nas minhas roupas. Eu tinha medo de falar e de então gotejar. Na maioria das vezes, queria que o chão se abrisse e me engolisse inteira.

Eu era uma criança doente e a saúde já delicada piorou a partir dos sete ou oito anos de idade. Sempre tinha alguma doença, especialmente infecções de ouvido, nariz e garganta, seguidas mais tarde por mononucleose de Epstein-Barr e fadiga crônicas, além de infecção estreptocócica. Fui hospitalizada várias vezes e perdi três anos de escola, do sétimo ao nono ano, e precisei ter aulas em casa com um professor particular para manter o ritmo. Os médicos prescreviam remédios e mais remédios, principalmente antibióticos, mas nada ajudava.

Quando cheguei ao ensino médio, minha saúde estava mais estável e pude voltar às aulas, mas ainda me sentia cansada e dolorida o tempo todo, e as dores nas pernas tornavam difícil dormir à noite. Os médicos faziam exames e mais exames, mas nunca houve um diagnóstico definitivo, apesar de, em algumas manhãs, eu não ter energia nem mesmo para sair do carro quando minha mãe me deixava na escola. Só queria voltar para casa e me arrastar de volta para a cama, me enfiar debaixo das cobertas e dormir o resto do dia. Meu único refúgio da doença, da solidão e da insegurança eram meus muitos animais de estimação, que eu amava intensamente e dos quais recebia o amor incondicional que tanto almejava.

Nunca tivemos cachorros. Curiosamente, foi o único animal com o qual não cresci. Tínhamos gatos, cobras, furões, um esquilo voador, um gambá e, a certa altura, trinta e sete coelhos (começamos com dois, mas você sabe como são os coelhos...). Eu também pegava ninhadas de coelhinhos órfãos e dava mamadeira até ficarem maiores e poderem ser soltos na natureza. Tínhamos tantos animais que o veterinário ia à nossa casa para tratar deles em vez de irmos até ele. Ainda me vejo montando um centro de triagem no balcão da cozinha da minha mãe e aplicando soro em um bando de coelhos especialmente vulneráveis, um a um, todos com infecções nas vias respiratórias.

Só depois de fazer vinte e um anos e extrair as amígdalas, minha saúde finalmente melhorou. Ainda estava zonza quando, depois da cirurgia, o médico entrou no quarto com o que parecia uma sopa de cogumelos esquisita. Pisquei várias vezes e percebi que, na verdade, eram as minhas amígdalas flutuando numa jarra com um líquido turvo.

— Nenhuma quantidade de antibiótico resolveria tanta amigdalite, Marika — falou, levantando o frasco até a luz para que ambos pudéssemos ver melhor. — Suas amígdalas estavam muito feridas e as cicatrizes eram muito profundas.

Parece que o dano tinha relação com o fato de a minha fístula branquial não ter sido tratada adequadamente quando era mais nova. *Espero que o pior tenha passado*, pensei. *E que agora possa continuar com a minha vida sem estar sempre tão mal e doente.*

E continuei com minha vida, com boa saúde pelos vinte anos seguintes até o diagnóstico de câncer em 2013. Fiquei como um zumbi depois de receber a notícia: andando, falando e me comportando como alguém normal por fora enquanto por dentro era um recipiente vazio, oco, recoberto por uma fina camada de pele. Não conseguia me concentrar; não conseguia me conectar. Não tinha nenhuma sensação consciente além do medo. Tudo ao meu redor era estranho e surreal. Em dado momento, estava em uma loja comprando mantimentos quando, de repente, me senti oprimida, como se não pudesse fazer mais nada. Comecei a chorar, soluçando ali mesmo no corredor, com lágrimas escorrendo pelo rosto enquanto outros consumidores desviavam com seus carrinhos, pedindo "com licença" em voz baixa e hostil.

Vamos, Marika, recomponha-se. Sai dessa. O que é preciso para sair dessa situação? Faça alguma coisa. Pense em outra coisa, já. Por acaso, estava no corredor dos cartões comemorativos. *Tudo bem, olhe para os cartões. O que dizem? Feliz aniversário? Nem sei se vou estar viva para comemorar outro aniversário. Feliz aniversário de casamento? Não sei se ainda vou estar aqui com Brian para comemorar três anos de casados. Parabéns pelo recém-chegado,* com um desenho fofo de uma cegonha carregando uma trouxinha no bico. Minhas filhas não são mais bebês, mas ainda são muito novas para perder a mãe.

Afastei-me dos cartões; eram lembretes muito deprimentes e nítidos de todos os marcos que eu poderia perder. *Tudo bem, Marika, imagine que você tenha acabado de ganhar dez milhões de dólares na loteria — não seria incrível? Não. Não se não estiver aqui para aproveitar. Preferia não estar com câncer a ganhar dez milhões de dólares.* Esse pensamento foi um choque. Realmente, não damos valor ao que temos até enfrentar a possibilidade muito real de perder tudo.

Depois do diagnóstico, eu e Brian demoramos algum tempo para decidir os próximos passos. Com câncer, é claro, o tempo é essencial, mas eu tinha o tumor havia pelo menos seis meses, então pensamos que poderíamos passar algumas semanas consultando diferentes médicos para explorar opções antes de correr para o que seria uma decisão de mudança de vida. Minha médica recomendou, e concordamos, começar com uma lumpectomia para remover o tumor. Os resultados da cirurgia ditariam o curso de ação a seguir.

Na noite anterior à lumpectomia, Brian e eu estávamos no supermercado Kroger fazendo algumas compras de última hora para estocar comida e não precisarmos sair de novo quando eu voltasse do hospital. Meu celular tocou e olhei para o número.

Ai, meu Deus... é a médica. Minha mão tremia quando atendi.

— Alô?

— Marika, aqui é a dra. Stein. — Ela parecia muito chateada, como se eu tivesse acabado de arruinar o seu dia. — Estou no consultório. Por que só agora estou recebendo os resultados do seu exame?

— O quê? — Minha voz falhou. — Não faço ideia. Fiz a ressonância magnética na semana passada, junto com todos os exames de laboratório. — Fiz tudo o que me disseram para fazer, ou pelo menos pensei que tinha feito.

— Bem, pode ser, mas o resultado só chegou na minha mesa hoje — explicou.

E como isso pode ser culpa minha? Passei rapidamente o telefone para Brian. Depois de várias semanas na jornada do câncer, descobri que não conseguia mais processar informações quando os médicos me ligavam. A parte racional do meu cérebro era interrompida e o terror assumia o controle. Brian, calmo, firme como uma rocha, sabia lidar com isso melhor do que eu.

— Alô. Dra. Stein, aqui é Brian Meeks. — Ele encostou o telefone no ouvido. — Qual é exatamente o problema? — Fiquei observando seu rosto em busca de uma reação enquanto ele ouvia atento. — A-hã. Sim. Entendi — ele falava com uma voz monocórdia. Um verdadeiro estoico, tentava não demonstrar nada, mas percebi que seus olhos azuis se estreitaram e a mandíbula ficou mais tensa.

Ele terminou a ligação, me devolveu o telefone e me segurou delicadamente pelo cotovelo, me afastando da fila do caixa cheia de prateleiras coloridas de barras de chocolate, chicletes, revistas e tabloides inúteis.

— Não. — Recusei o gesto dele e me mantive no lugar. — Diga logo. Agora mesmo. O que aconteceu?

Ele respirou fundo.

— É a ressonância magnética. Mostra que o tumor é maior do que eles pensavam.

Ah não. Não, não, não. Por favor, Deus, não. Brian me envolveu com um abraço firme antes que eu desabasse.

— Está tudo bem, calma, está tudo bem — ele cochichou no meu ouvido.

— Não, não está. — Enxuguei as lágrimas quentes que brotaram nos meus olhos. Desde que fui diagnosticada, eu me sentia como se estivesse caindo de um prédio antigo, abandonado e com vários andares, e cada vez que pensava ter atingido o fundo, o piso cedia e eu caía ainda mais, passando por outro andar em direção ao chão, caindo sem parar, parando e voltando a cair. *O tumor é maior do que eles pensavam.* As palavras ecoaram na minha cabeça e se instalaram como uma pedra na boca do meu estômago. *Por favor, Deus. O quanto isso pode piorar?*

A lembrança mais forte e persistente da cirurgia no dia seguinte é estar sendo empurrada na maca, me afastando de Brian e da minha irmã mais velha, Martine, que estavam lá para me apoiar, e ser levada pelo corredor até a sala de cirurgia, totalmente branca e fria de enregelar. Estava cercada de gente, mas, ainda assim, nunca me senti tão sozinha — os médicos, enfermeiros e técnicos conversavam, sorridentes, brincando e planejando o fim de semana como se eu nem estivesse lá. Foi como se tivesse deixado de ser um ser humano depois de ter sido amarrada na maca, tornando-me um objeto ou um projeto, um problema a ser resolvido ou um número a ser verificado numa lista.

Minha vida inteira, meu corpo, meu mundo estão desabando ao meu redor e ninguém se importa. De repente me perguntei quantas pessoas estariam no hospital naquele momento. Centenas, talvez milhares, contando médicos, enfermeiros, pacientes e visitantes. E entre esses milhares de pessoas, havia apenas duas — Brian e Martine — que me amavam e, naquele momento, eles não podiam me ajudar. *Só quero que minha vida signifique algo para alguém, sabe? Só quero que alguém se importe.*

De repente, lágrimas rolaram pelo meu rosto, escorrendo pelos ouvidos. Ninguém percebeu ou, se percebeu, ninguém pensou em enxugá-las. O que significaria naquele momento se alguém tivesse me olhado nos olhos ou apertado minha mão? Se alguém sorrisse e me dissesse para não me preocupar e que tudo iria dar certo?

O anestesista entrou apressado, um cara alto e magro com o cabelo loiro arenoso liso e bem-repartido, modos rudes e mal-humorado. Meus braços estavam estendidos ao lado do corpo. Já tinham inserido uma cânula intravenosa no braço direito e ele começou a administrar o anestésico.

— Pode arder um pouco — disse ele com indiferença, sem nem mesmo me olhar nos olhos.

Durante alguns instantes, senti a dor mais intensa, lancinante e ardente que já tinha sentido. Ergui o corpo, saindo da mesa e gritando de dor, agarrada ao meu braço direito em agonia. O anestesista e duas enfermeiras seguraram meus braços e me forçaram a deitar, mantendo-me no lugar enquanto as drogas faziam efeito. Os últimos momentos de consciência foram de puro terror antes de tudo escurecer.

A cirurgia para remover o tumor deveria durar uma hora. Demorou três. Durante o procedimento, foi injetado um corante nos gânglios linfáticos para verificar se o câncer havia se alastrado e, em caso afirmativo, até onde chegara. Mas a médica conseguiu ver, assim que me abriu, que o câncer estava alastrado. Ela removeu quatorze nódulos do lado esquerdo, sete deles eram cancerosos.

Quando a médica viu o tumor, constatou que eram, na verdade, dois tumores, não um, e que estavam muito próximos da parede torácica e, por isso, difíceis de remover. Assim que os tumores foram retirados, a incisão foi fechada, mas a médica teve que esperar o laudo do patologista para saber se as margens estavam desobstruídas, o que significaria que o câncer inteiro havia sido removido.

O resultado chegou. As margens não estavam nítidas. Ela precisou reabrir a incisão e remover mais tecido para obter margens claras. Enquanto isso, Brian e Martine estavam na sala de espera, frenéticos de preocupação, perguntando-se por que a cirurgia estava demorando muito mais que o esperado e por que ninguém dava notícias.

Depois da cirurgia e dos resultados dos exames de patologia, o câncer foi diagnosticado como estágio três, estrogênio positivo, com linfonodos totalmente envolvidos. Ficamos arrasados — Brian, Caitie, Carly, meus pais, minhas irmãs e eu. O radiologista disse que agora que conheciam a localização do tumor na mama, podiam vê-lo em todas as quatro mamografias anteriores. Não só isso, estimaram que vinha crescendo dentro de mim havia sete ou oito anos.

Ai, meu Deus, pensei. *Sete ou oito anos? Significa que tenho um câncer desde os trinta e poucos anos.* Eu me senti caindo mais uma vez, passando por mais um andar do prédio velho e abandonado que continuava sempre sem fundo e sem fim.

Depois da lumpectomia, fomos falar com o oncologista. O padrão de atendimento que prescreveram incluía quimioterapia, radioterapia e dez anos de terapia hormonal. Fiquei sabendo que, se eu seguisse o tratamento, teria "sessenta e um por cento" de chance de sobreviver mais cinco anos. *Sessenta e um por cento? Passar por esse inferno só para ter um pouco mais de cinquenta por cento de chance de viver até os quarenta e sete anos? Era como jogar cara ou coroa...* Sem contar que, ao observar os possíveis efeitos colaterais dos três tratamentos, todos incluem o risco de causar mais câncer.

Ainda não tinha decidido quais seriam as próximas etapas do tratamento quando fiz uma consulta de acompanhamento com a médica que fez a lumpectomia. No fim da consulta, quando já se dirigia para a porta, a médica disse casualmente:

— Vamos marcar a próxima cirurgia para daqui a três semanas.

Olhei para Brian e ele olhou para mim, ambos estupefatos. Fiquei tão chocada que levei um momento para encontrar a voz.

— Próxima cirurgia? Do que você está falando? — perguntei. — Ninguém disse nada sobre outra cirurgia.

— Você vai precisar implantar um acesso para administrarem os medicamentos de quimioterapia — disse ela com naturalidade.

Não tinha ideia do que ela estava falando. Parecendo um pouco irritada, ela saiu e logo voltou com um modelo anatômico do tórax e do torso humano e colocou na mesa de exame na nossa frente.

— É um procedimento cirúrgico simples. — Apontou para o ombro do modelo com uma caneta esferográfica. — Vão inserir uma cânula aqui e passar entre as costelas. — A caneta ziguezagueou prestativamente entre as costelas para demonstrar. — Para administrar a quimioterapia o mais próximo possível do coração.

Empalideci.

— Perto do coração?

Ela assentiu.

— A químio é administrada perto do coração porque o fluxo sanguíneo está mais ativo e tumultuado nesse ponto, na saída do coração. Circular os medicamentos rapidamente pelo corpo ajuda a tolerar melhor a natureza tóxica da quimioterapia.

Fiquei zonza e atordoada, como se fosse desmaiar. Natureza tóxica? Fluxo sanguíneo tumultuado? Ainda nem tinha concordado com a químio, o que não parecia importar. Em nenhum momento um médico ou qualquer pessoa me perguntou como me sentia ou o que queria fazer. A equipe estava prosseguindo com seu plano e eu era irrelevante. O câncer era assustador, mas quase tão assustadora era a ideia de nem mesmo ser consultada ou informada sobre o que aconteceria com o meu corpo.

Quanto mais pensava nas opções de tratamento e quanto mais Brian e eu discutíamos sobre isso, mais assustada e confusa eu ficava. Comecei a receber uma mensagem forte e opressora da minha intuição, que me dizia: "Se você fizer quimioterapia, vai passar pelo tratamento e entrar em remissão. Depois vai ter uma recorrência e morrer durante a segunda rodada de quimioterapia". *Ah, meu Deus!* Essa voz interior era algo que não podia ignorar.

Para algumas pessoas talvez seja fácil desconsiderar a intuição, mas ela já salvou minha vida mais de uma vez. Afinal, foi a intuição que me fez exigir a biópsia depois que uma médica e uma mamografia me garantiram que eu não tinha câncer. Se tivesse seguido o conselho deles em vez da minha intuição, talvez estivesse morta.

Depois de pensar e refletir intensamente, recusei a quimioterapia em favor de um plano de tratamento não tradicional. Foi a decisão mais difícil da minha vida, com a qual batalhei constantemente, sempre me preocupando e me perguntando se fizera a escolha certa. Francamente, estava apavorada. Brian sempre apoiou minha decisão, mas muitas outras pessoas, amigos, familiares, mesmo gente que mal conhecíamos, estavam convencidas não só de que eu estava cometendo um erro terrível, mas de que era responsabilidade delas me corrigir, e fizeram de tudo para sabotar minha escolha. Alguns presumiram que, ao recusar a quimioterapia, eu estava optando por "deixar a doença seguir seu curso", sugerindo que eu havia desistido e nem mesmo estava tentando ser curada.

Alguns chegaram a ligar para Brian e dizer coisas como: "Conheci uma mulher com câncer de mama que fez o que Marika está fazendo e morreu em dezoito meses". Acho que pensaram que se não pudessem *me* fazer mudar de ideia, talvez pudessem fazer Brian mudar minha atitude. Lidar com o câncer em si já era muito estressante, mas ainda ter que lidar com tantas opiniões negativas de pessoas tentando nos convencer a fazer o que achavam ser melhor fez com que nos fechássemos para que pudéssemos manter a sanidade e nos concentrar na minha saúde sem tanta distração externa.

Acho importante enfatizar que não estou recomendando que outros pacientes com câncer façam a mesma escolha que fiz. Nunca diria a alguém: "Foi o que funcionou para mim; você também deveria tentar". Não tenho nada contra a quimioterapia como tratamento do câncer e acredito que seja a escolha certa para alguns. Se Brian ou alguém mais da minha família fosse diagnosticado com câncer, tivesse a opção de quimioterapia como tratamento e quisesse se tratar dessa forma, apoiaria a decisão de todo o coração.

Do meu ponto de vista, o mais importante é honrar e apoiar os desejos de quem está doente, mesmo que não concorde com a decisão. Enfim, poder expressar seus sentimentos e preocupações, mas não tentar forçar escolhas nem envergonhá-la ou excluí-la se a pessoa escolher um caminho que você não aprova. Quando alguém está com câncer, precisa de todo o amor e apoio, todo o cuidado e preocupação que puder ter. Amar sem julgar — esse é o maior presente que você pode dar. Acredite que essa pessoa fez uma escolha consciente e está fazendo o que é certo para ela.

No início, meus pais, assim como Brian, apoiaram minha decisão de desistir da químio, mas depois mudaram de ideia e me pressionaram para fazer o tratamento tradicional. Eles estavam agindo por amor; temiam por minha vida e acreditavam que eu morreria se não fizesse quimioterapia. Mas, uma vez que fiz minha escolha, a falta de apoio deles só aumentou o estresse, o medo e a confusão.

As coisas ficaram tão tensas entre nós que, a certa altura, me peguei escrevendo um e-mail aos meus pais: "Amo vocês e agradeço tudo o que fazem por mim, mas sou a CEO da minha vida e Brian é meu gerente de projeto. Posso escolher o meu plano de tratamento e foi isso que escolhemos. Tenho que fazer o que acredito ser certo para mim e o que é certo para minha família". Foi muito doloroso ter que escrever essas palavras, mas, às vezes, é preciso se afastar um pouco, mesmo das pessoas que mais amamos, para colocar a saúde e o bem-estar em primeiro lugar.

Algumas semanas depois do diagnóstico, em janeiro de 2013, eu já havia feito a lumpectomia, mas não tinha começado o tratamento não tradicional, pois ainda estava explorando opções. Também fiquei sem falar com meus pais por algum tempo, mas, de repente, tive o desejo intenso e irresistível de vê-los novamente. Era outro cutucão da intuição que não podia ignorar.

A residência deles era em Fort Wayne, mas, como haviam se tornado "pássaros migratórios", iriam partir no dia seguinte para passar o resto do inverno na Flórida. *Preciso falar com eles antes de viajarem*, insistia a voz dentro de mim. *Tenho que vê-los, falar com eles, dizer que os amo*. Não conseguia expressar o resto que pesava em meu coração: que precisava encontrar-me com eles caso fosse minha última chance, caso fosse a última vez que nos reuníssemos como família. As cenas daquela visita no início de 2013 permanecem muito vívidas nos meus pensamentos.

Eu e Brian estamos na sala de estar com minha mãe; meu pai saiu por um momento. Brian está concentrado na TV, vendo um jogo de basquete. Minha mãe está na cadeira tricotando e eu no sofá ao lado dela, com uma pequena mesa entre nós. O clima está tão tenso, tão estranho que nenhum de nós sabe o que dizer ou por onde começar. Os únicos sons são o clique-clique-clique das agulhas de tricô e o zumbido alto da TV, alternando com gritos e gemidos, dependendo da pontuação. Isso não está certo, acho. Não vim aqui para ficar em silêncio contando os minutos até podermos ir para casa. Preciso encontrar uma maneira de preencher essa lacuna. Especialmente se esta for a última vez...

Lentamente, com cuidado, passo o braço por cima da mesa e pego na mão da minha mãe. Ela põe de lado o tricô e fica de mãos dadas comigo. É tão bom absorver esse calor, essa suavidade que eu não sentia fazia muito tempo.

Ainda segurando a mão dela, me levanto do sofá, ando até a cadeira para ficar de frente para ela, fico de joelhos e ponho a cabeça em seu colo.

— Mãe — falo baixinho, e começo a soluçar. — É tão difícil. Estou com tanto medo.

— Eu sei, querida. Eu sei. — Ela relaxa as costas e se debruça sobre mim, segurando em meus ombros enquanto choramos juntas.

De repente, não sou mais uma mulher e mãe de quarenta e um anos com câncer, sou uma garotinha de novo, tão perdida e sem esperança, querendo correr para os braços da mamãe e do papai para me consolar com eles.

— Peter — chama minha mãe, e meu pai volta para a sala. Deve estar chocado ao me ver ajoelhada no chão com a cabeça no colo da minha mãe, mas vem até nós e me abraça pelas costas, me balançando para a frente e para trás, e a força de seu abraço é um contraste em comparação à meiguice da minha mãe.

Percebo, naquele momento, que por mais terrível que seja ter câncer, é muito pior ter um filho com câncer, ver a filha vindo até você literalmente de joelhos, chorando e pedindo ajuda, desesperada para ser curada, mas sabendo que não há nada que você possa fazer a respeito. De repente, fico feliz por ser eu quem está doente, e não Caitie ou Carly; não aguentaria. Não suportaria, mas meus pais precisam suportar.

Deixei as lágrimas fluírem livremente, me sentindo segura e protegida no círculo daquele amor para, afinal, dar vazão às emoções que segurei por tanto tempo.

— Está tudo bem — diz minha mãe em voz baixa, acariciando meu cabelo.

Meu pai pigarreia.

— Querida, faça a quimioterapia — diz delicadamente enquanto esfrega minhas costas. — Você precisa fazer isso.

— Não consigo — respondo, levantando a cabeça do colo da minha mãe.

— Por favor, faça a quimioterapia — repete ele, com um tom de voz mais insistente.

Entendo que estão me pressionando porque me amam muito e realmente acreditam que a quimioterapia seria a melhor chance de sobrevivência. Mas não posso fazer isso só para deixar os dois felizes. Minha decisão está tomada — preciso seguir minha intuição.

— Não posso fazer quimioterapia. Se fizer, isso vai me matar.

— Mas, Marika, pense nas meninas — implora minha mãe, com lágrimas escorrendo pela face.

De repente, a tristeza evapora e é substituída por fúria.

— Você acha que não estou pensando nelas? — Levanto-me bruscamente. — Eu só penso neles, nas meninas e em Brian. Não é uma decisão egoísta. Estou fazendo o que acredito que vai salvar minha vida.

Neste momento, quebra-se o encanto e a proximidade se vai para sempre. É como se tivesse crescido nessa hora, deixado de ser uma criança querendo agradar os pais e me tornado adulta, tomando a decisão mais temerosa e mais importante da minha vida e mantendo-a mesmo contra a vontade deles.

Só voltei a falar com meus pais um dia antes do que deveria ter sido a segunda consulta com a oncologista, que eu cancelei. Minha mãe ligou quando eu estava no sótão, sentada à escrivaninha, e Brian e Caitie no andar de baixo assistindo à TV.

Depois de um início de conversa muito formal, minha mãe falou:

— Você tem consulta com a oncologista amanhã, não é?

Suspirei, temendo essa conversa.

— Era para ser amanhã, mas eu cancelei.

— Ah, Marika, por favor, pense melhor — implorou. — É só ir à consulta.

É isso aí. Para mim, chega. Empurrei a cadeira para trás, levantei e gritei:

— Tenho que fazer o que preciso fazer por mim... quer você me apoie ou não.

Já estava apavorada e deprimida o suficiente; não conseguiria aguentar mais essa.

— Estou vivendo o período mais assustador e estressante da minha vida e não posso me dar ao luxo de ter dúvidas — expliquei. — Se você não consegue me apoiar nisso, então não pode fazer parte da minha vida neste momento.

Desliguei o telefone e olhei para a sala lá embaixo. Brian e Caitie estavam olhando para mim, boquiabertos e em estado de choque.

— Com quem você estava falando? — perguntou Caitie.

— Com a vovó — respondi, e a surpresa de Caitie se transformou em espanto total.

Percebi com um sobressalto que, pela primeira vez na vida, estava agindo contra a vontade dos meus pais. Tinha sido uma criança tão quieta, inibida e insegura, e até hoje era muito incomum confrontá-los de alguma forma. *Será que só com a vida em jogo consegui discordar deles?*, perguntei a mim mesma. Toda a minha vida havia se passado sob a sombra de alguém. Será que foi preciso ter câncer para finalmente ganhar força e conseguir encontrar minha própria voz?

Capítulo Três
Um encontro fortuito com Sweetie Pie

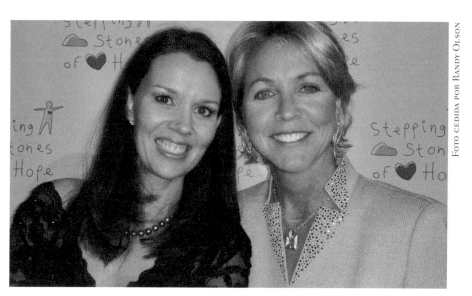

Marika com sua melhor amiga, Betsy Olson.

Primavera de 2013 — outono de 2015

O diagnóstico do câncer era um pesadelo vivo que assombrava não apenas os dias, mas também as noites. Às vezes, ficava horas me virando e revirando na cama, socando o travesseiro, chutando os lençóis e lutando contra os pensamentos sombrios e as visões da minha própria morte. Podia ver, claro como o dia, meus pais, Brian, Carly e Caitie em um cemitério árido no deserto, marcado com cruzes brancas simples, parados em círculo ao redor do túmulo, chorando enquanto o caixão baixava ao solo. Nas horas sombrias da madrugada quando finalmente vinha o bendito sono, se vinha, não proporcionava nenhum alívio, pois os sonhos com a morte eram ainda mais vívidos, mais surreais que os enviados pelo cérebro consciente enquanto acordada.

Durante os piores momentos da batalha contra o câncer, muitas vezes acordava em meio a um ataque de pânico tremendo, suando, o coração batendo forte, a garganta fechada, sem conseguir respirar. *Foi só um sonho*, pensava, tentando me acalmar; *está tudo bem, agora você está acordada*, mas então a terrível realidade sussurrava no meu ouvido: *Não foi um sonho, Marika, você está mesmo com câncer.*

E esse é o problema do câncer: os pesadelos não esvanecem só porque você está curada. A doença pode ter passado, mas os pesadelos permanecem, ainda persecutórios durante o sono, lembrando-a de que você pode voltar a ficar doente a qualquer momento. Continuo tendo pesadelos, mas agora é muito diferente, pois acordo com Stella ao meu lado. Assim que ela se aproxima querendo um afago e sinto seu nariz molhado, o corpo se contorcendo e as patas grandes me acariciando, sei que vou ficar bem. Stella me mantém firme, com os pés no chão, focada no aqui e agora. Abraço sua caixa torácica, aperto-a contra o meu peito e relaxo curtindo seu calor e sua presença, sua expressão bobalhona, e respiramos juntas nos preparando para enfrentar o dia. Essa é a verdadeira bem-aventurança.

Na primavera de 2013, muito antes de Stella, ainda estava em plena batalha, lutando pela vida. Depois de ter recusado a quimioterapia, em março fui a Nova York e comecei um protocolo de tratamento alternativo altamente agressivo, que envolvia ingerir cento e oitenta e nove comprimidos todos os dias, além de seguir uma dieta altamente restrita (sem açúcar, óleo, manteiga, carne ou feijão), com sucos crus e muita desintoxicação. O objetivo do programa era demolir o sistema imunológico e reconstruí-lo do zero. O regime era brutal, mas estava determinada a segui-lo, mesmo depois que Brian e eu voltamos para casa em Indiana e tentei retomar algo semelhante a uma vida normal, trabalhando com Brian para gerenciar as três lanchonetes Jimmy John's e sendo mãe de Carly e Caitie.

O protocolo de tratamento que comecei em Nova York manteve o câncer sob controle pelo restante de 2013 e 2014, mas no início de 2015 localizei outro caroço na mama e fiquei apavorada e desesperada. Estava tão ansiosa que mal conseguia funcionar. Tinha a sensação de que a vida se esvaía e eu não tinha muito mais tempo.

No feriado da primavera, fomos de carro para o noroeste da Flórida e uma noite, enquanto dormíamos no quarto de hotel, ouvi uma voz dentro de mim dizendo sem parar: "Você vai morrer; você vai morrer". Acordei chorando e em pânico, com medo de contar a Brian, com medo de contar a alguém, sem ter em que me apoiar.

Quando voltamos da Flórida, comecei um jejum de três dias. No terceiro dia sem alimentos sólidos, comecei a delirar. Estava tomando um banho quando minha intuição me disse: "Você precisa fazer alguma coisa!".

— Já estou fazendo tudo que posso! — gritei.

— Então você precisa fazer alguma outra coisa. — Foi a resposta. Após aquele momento de clareza, comecei a pesquisar mais opções e encontrei uma clínica no México que oferecia um novo tratamento alternativo para o câncer. O problema era que custava cinquenta mil dólares. *É o meu último recurso,* pensei. *Se não fizer isso, vou morrer.*

Liguei para meus pais e falei sobre a clínica no México, mas não disse a eles que acreditava ser meu último recurso. Acho que basicamente liguei para dizer adeus. Quando desliguei, minha mãe ligou de volta e perguntou se eu tinha ouvido falar de uma clínica em Scottsdale, no Arizona, que praticava uma abordagem holística para tratamento de câncer. Prometi a ela que daria uma olhada e foi o que fiz. De início, estava cética — já havia passado por muita coisa com a comunidade médica, mas, quando li os depoimentos on-line de pacientes e falei com o diretor da clínica por telefone, me senti mais otimista. *Eles são interessantes,* pensei. *Deveria pelo menos dar uma chance.*

Dias depois, fui a Scottsdale para a primeira reunião com o dr. Santiago e sua equipe, uma reunião que durou quatro horas. Era importante para mim continuar envolvida, informada e convicta quanto ao plano de tratamento e não ser apenas uma "paciente" inativa à mercê de médicos e enfermeiros como tantas vezes me senti durante os tratamentos clínicos convencionais. Fiquei tão impressionada com o dr. Santiago e sua equipe que, ao fim da primeira reunião, resolvi desistir do México e ficar no Arizona para participar do programa.

Mesmo assim, a decisão não foi nada fácil, pois teria que ficar longe da minha família por vários meses ou, talvez, até mais. Pensei em alugar um apartamento em Scottsdale e fazer o tratamento enquanto Brian e as meninas ficassem em Indiana, com Brian cuidando das lanchonetes e minhas filhas frequentando a escola. Simplesmente não havia maneira prática de ficarmos juntos durante esse tempo. Fiquei com o coração partido por me separar deles, mas realmente acreditava que, ao sacrificar um tempo com eles naquele momento, estaria ganhando mais tempo com eles no futuro. Vi aquilo como a melhor chance de vencer o câncer, então tinha que ir atrás dela, independentemente do sacrifício.

As duas primeiras semanas no Arizona foram as mais difíceis. Ficava na clínica de três a quatro horas por dia submetida a um tratamento intensivo. Os nódulos linfáticos incharam e me senti muito fraca e doente enquanto o corpo se adaptava ao novo protocolo. Também me sentia isolada e sozinha, voltando para um apartamento vazio depois de um longo e cansativo dia na clínica, esgotada, exausta, com medo e dor.

    Estar separada da minha família estava me causando um impacto terrível, e também neles. Sempre estoico, Brian manteve-se forte e positivo o tempo todo. Carly estava ocupada com a faculdade, então, acho que isso a protegeu do pior da minha doença. Caitie, por outro lado, ainda no ensino médio, teve dificuldade em lidar com a minha ausência, mas a extensão total e horrível do dano causado nela só seria revelada meses depois, quando já era quase tarde demais.

De modo geral, o tratamento que recebi na clínica de Scottsdale parecia estar funcionando, mas, então, em julho de 2015, o tumor na mama começou a aumentar. Fiz uma tomografia e os resultados mostraram pontos adicionais na mama e um na parede torácica interna. Nesse momento, tive que tomar a difícil decisão de fazer uma mastectomia e, em seguida, trinta e seis dias consecutivos de radioterapia.

    Fiz a cirurgia no Arizona no fim de agosto de 2015. Brian foi para lá para me ajudar durante a cirurgia, mas teve que voltar a Indiana antes do início do tratamento com radioterapia, em outubro, e fiquei sozinha e solitária mais uma vez no apartamento alugado. Ansiava por amor e companhia. *Que tal um cachorro?*, às vezes ponderava. *Talvez não me sentisse tão sozinha se tivesse um cachorro para me fazer companhia.* Porém, por mais que adorasse animais, não me considerava "alguém que gosta de cachorros" e não achava que isso pudesse mudar.

    Estava extremamente nervosa com o tratamento com radioterapia e meus temores não foram exatamente dissipados quando tive que assinar a papelada necessária alguns dias antes do início das sessões. O formulário de consentimento padrão incluía uma página e meia esclarecendo, em minuciosos detalhes, todas as coisas terríveis que a radioterapia poderia fazer ao corpo, especialmente danos ao coração, pulmões e outros órgãos importantes. No fim do documento, precisei assinar o meu nome atestando: "Entendo que nenhuma garantia foi dada a mim quanto ao resultado ou cura, e rubrico aqui que ninguém na clínica me disse que a radioterapia será bem-sucedida".

Uau. Em outras palavras, estava concordando em colocar meu corpo no inferno absoluto, causando danos internos incalculáveis, possivelmente permanentes, e precisava atestar que entendia que tudo poderia ser em vão. As mãos tremiam e a garganta estava apertada, mas consegui me controlar por tempo suficiente para assinar, rubricar e devolver os formulários.

Percorri o caminho até o carro antes de começar a chorar. Sentei no banco do motorista e chorei sem parar, muito assustada, confusa, perdida e sozinha. *O que eu estou fazendo?*, perguntei a mim mesma. *Será que deveria ter recusado a radioterapia? Cada vez que penso que estou melhorando, algo pior acontece.* Pensei que tinha chegado havia muito tempo ao andar térreo daquele prédio abandonado, mas agora me sentia como se estivesse em queda livre novamente.

Entreguei-me ao "choro convulsivo" aprovado pela Oprah até chegar ao mercado de alimentos naturais, mas quando entrei no estacionamento e parei o carro pensei: *Marika, controle-se. Você ainda está no comando. Você não escolheu o câncer, mas pode muito bem escolher o que fazer a seguir.*

Decidi ali mesmo que se ia me submeter à radioterapia, então estava na hora de realizar um bom percurso de mountain bike e ainda mandar aquela droga de câncer tomar no c... bem alto e fazendo um gesto obsceno. Já estava lutando contra a doença havia mais de dois anos e meio; já era hora de botar aquele câncer no seu devido lugar de uma vez por todas.

Voltei para o apartamento me sentindo forte e audaciosa, como não me sentia havia meses, e logo comecei a procurar uma mountain bike usada na internet, nada sofisticada, só em bom estado e não muito cara. Encontrei uma que parecia promissora no site da comunidade Next Door: uma mountain bike usada verde, não muito antiga, um modelo híbrido que podia ser usado tanto no asfalto quanto em trilhas.

Combinei de fazer um teste com a bicicleta e fui com minha nova amiga Betsy. Ela, uma corretora imobiliária local, e o marido, Randy, se tornaram amigos próximos no Arizona depois que o dr. Santiago nos apresentou. Betsy, uma loira estonteante de quarenta e poucos anos e grandes olhos azuis, nasceu em Minnesota e se estabeleceu no Arizona. Seu afeto e generosidade me animaram durante alguns dos dias mais sombrios e fiquei muito feliz por poder recorrer a ela para obter ajuda e apoio quando Brian e as meninas estavam tão longe.

Betsy e eu fomos de carro até o rico bairro de McCormick Ranch e encontramos a casa adorável e moderna que correspondia ao endereço que recebi por telefone. Tocamos a campainha e fomos recebidas por Jerry e Pat, o casal idoso e simpático que estava vendendo a bicicleta.

Um pequeno chihuahua amarronzado latia nos calcanhares do casal, trançando velozmente pelas suas pernas e quase sendo pisoteado. Agachei-me e deixei o cachorro me cheirar, depois acariciei delicadamente a cabeça dele.

— Olá — falei, afagando sua orelha. — Você é um cachorrinho amistoso?

De repente ouvi o barulho de outras quatro patas e garras no piso de ladrilho e um cachorrinho agitado abanando o rabo e pulando para lamber meu rosto derrapou no hall de entrada, quase me derrubando.

— E quem é você? — comentei dando risada e afagando suas orelhas e a testa enquanto ele me cobria de beijos.

— Ah, essa é a Sweetie Pie — explicou Pat. — Estamos cuidando dela até que ela encontre um novo lar.

Sweetie Pie era tão fofa — uma raça mista de tamanho médio, pelo curto, quase todo castanho, pelagem preta nas costas, olhos pretos, nariz preto e adoráveis detalhes em branco que pareciam um babador sob o focinho e patas como meias brancas. Talvez fosse parte pastor alemão com algumas outras raças misturadas. Achei que tinha apenas alguns meses de idade e que provavelmente se tornaria uma menina de bom tamanho quando ficasse mais velha.

O rabo de Sweetie Pie abanava a um quilômetro por minuto enquanto eu acariciava suas costas e ombros e ela me lambia feliz, dirigindo-se a mim com o latido enérgico e estridente de filhote. Fiquei de joelhos para chegar mais perto, ela encostou o corpo no meu e pôs as patas em volta dos meus quadris, apoiou a cabeça no meu peito e ficou perfeitamente imóvel, como se estivesse me abraçando. *Uau. O que está acontecendo?* Naquele momento, senti algo que nunca sentira antes — foi como se ela tivesse entrado no meu peito, tocado meu coração e o banhado de amor. A conexão foi intensa e imediata. *Essa cadela e eu estamos destinadas a ser uma da outra.*

Passei os braços em volta dela e ela se afundou em meu peito. Seu calor, o peso, a pressão da cabeça, a maciez do pelo, o cheiro leitoso de filhote me tocaram tão profundamente que não queria mais largá-la. *Que coisa!*, disse a mim mesma. *Por que estou me sentindo assim? É só um cachorro. E nem gosto tanto de cachorro.*

— Então, você quer fazer um teste com a bicicleta? — perguntou Pat com um pigarro, quebrando o feitiço de Sweetie Pie. — Jerry está com ela na garagem, se quiser dar uma volta.

— Sim, claro — respondi rapidamente, levantando-me e limpando o short. Fiz um último afago nas orelhas de Sweetie Pie e resisti à vontade de beijar sua testa. Afinal, não era minha cachorra e eu tinha acabado de conhecê-la.

Ela circundou minhas pernas, entusiasmada, antes de se deitar. Peguei o telefone e tirei uma foto rápida dela estirada no tapete colorido com temas ameríndios no chão de ladrilho do hall de entrada. Ela era tão fofa, precisava ter uma foto dela.

Betsy ficou para trás com Jerry, Pat, Sweetie Pie e o chihuahua enquanto dei uma volta pela vizinhança na mountain bike, passando pelo lindo e ostentoso Scottsdale Resort, o McCormick Ranch Golf Club, lagos artificiais e quadras de tênis. Para ser honesta, mal notei o cenário exuberante e bem cuidado, nem mesmo a bicicleta robusta cujo guidão eu segurava firme enquanto pedalava. Meus pensamentos e meu coração foram deixados para trás com Sweetie Pie e ainda sentia aquele estranho calor latejando no peito, no exato local em que ela apoiou a cabeça.

Preciso desse cachorro, pensei. *Sei que é uma loucura, mas confio na minha intuição e ela me diz que eu e essa cadela estamos destinadas a ser uma da outra. Alguma coisa me trouxe a este lugar, a estas pessoas e a esta bicicleta. E tudo isso me levou a conhecer Sweetie Pie.*

Pensei em todos os detalhes para adotar um cachorro sem planejamento prévio. Estava morando sozinha num apartamento pequeno e prestes a começar um tratamento com radiação em alguns dias, mas me convenci de que a coisa poderia funcionar. *Ela vai precisar de comida e de brinquedos, claro. Posso comprar uma caminha e sair com ela para passear todas as manhãs antes de ir para a clínica e mais uma vez quando chegar em casa...*

Claro que havia a questão do que eu diria ao Brian se voltasse para Fort Wayne depois do tratamento com uma cadela. Quando ficamos noivos,

Brian deixou bem claro que não queria cachorros em casa. *Bom, vou dar um jeito*, disse a mim mesma. *Se eu adorar Sweetie Pie, Brian vai se apaixonar por ela também.*

Quando voltei para a casa de Pat e Jerry, suada e um pouco sem fôlego, já tinha pensado em como poderia adotar Sweetie Pie. *Está decidido! Vou ser a mamãe de uma cadela!* Estava tão animada que mal podia esperar para falar com o casal.

— O que você achou? — perguntou Jerry quando entrei na garagem e desmontei da bicicleta.

— Ah, sim. A bicicleta.

Enxuguei a testa com o dorso do braço. Na empolgação com Sweetie Pie, quase tinha esquecido o motivo original de estar ali.

— A bicicleta é perfeita. Vou levar. — Fiz uma pausa. — Mas estou pensando sobre a Sweetie Pie. Você disse que ela está aqui temporariamente. Ela está disponível pra ser adotada?

— Tecnicamente, sim — respondeu Pat. — Mas já fazia tempo que estávamos querendo outro cachorro e resolvemos ficar com ela. — Um sorriso iluminou suas feições bronzeadas. — É uma cachorrinha adorável.

— Ah, sim. Entendi.

Consegui manter uma expressão neutra, mas, por dentro, meu coração estava apertado. Sabia que era loucura, mas era como se algo lindo e precioso tivesse sido roubado de mim, me deixando vazia e desolada de repente.

Paguei pela bicicleta e a colocamos no porta-malas da caminhonete de Betsy e entramos no veículo. Não suportaria dizer adeus a Sweetie Pie; meu coração estava muito triste, mas, quando me virei e olhei pela janela, vi a silhueta de Pat na porta segurando Sweetie Pie nos braços.

Betsy estava prestes a dar partida, mas parou e se virou para mim com seus grandes olhos azuis redondos e pensativos.

— Você queria levar aquela cachorrinha pra casa, não é? — Betsy tinha aprendido a me entender bem para o pouco tempo que nos conhecíamos.

— Sim — admiti, liberando as lágrimas que tinha me esforçado tanto para esconder na frente de Pat e Jerry. — Estou arrasada e nem sei por quê. Claro que ela nunca foi minha, mas tive a sensação de que era especial.

Enquanto voltávamos ao apartamento, meus pensamentos ainda estavam agitados. *Talvez seja um sinal*, pensei. *Talvez Sweetie Pie não fosse para ser minha, mas talvez eu deva adotar um cachorro. Estou tão doente, assustada e sozinha aqui, com minha família tão longe. Acho que esse espaço vazio dentro de mim poderia ser preenchido por um cachorro. Mas, dada a minha história com cães, será que devo tentar de novo? Dessa vez poderia ser diferente?*

Não cresci cercada de cachorros e as poucas experiências anteriores com esses animais foram áridas, tristes e decepcionantes. Minha primeira cadela foi Annie, mistura de labrador com shar-pei, preta, com dez semanas de idade, que conheci no consultório de um veterinário em 1992. Tinha vinte anos e estava infeliz, casada havia um ano com Don, meu primeiro marido. Estava no veterinário com nossas gatas, Wilma e Betty, quando notei uma adorável cachorrinha preta encolhida numa caixa na sala de exame, no fundo, parecendo abandonada e totalmente desamparada.

— Qual é a história dela? — perguntei ao assistente do veterinário. Annie estava no parque brincando com sua família quando pulou de uma mesa de piquenique e quebrou a junta da pata da frente. Os donos não tinham dinheiro para pagar a cirurgia, então ela estava destinada a ser sacrificada naquela mesma tarde.

— Ah, não! Coitadinha.

Ajoelhei-me na frente da caixa e passei os dedos pela grade de arame. A filhote não conseguia ficar de pé por causa da pata quebrada, então se arrastou até mim, cheirou minha mão, me cutucou com o nariz preto como carvão e me deu uma pequena lambida. Era totalmente preta, olhos escuros e meigos, e ainda não tinha as rugas profundas que tanto caracterizam a raça shar-pei, mas a pele já era um pouco folgada, como se estivesse com um sobretudo largo, um ou dois números maior.

— Se eu pagar a cirurgia, posso adotar a cachorrinha? — perguntei impulsivamente. Não tinha ideia do que estava fazendo; eu e Don nunca tínhamos falado nada sobre comprar um cachorro e sabia que ele ficaria furioso em gastar dinheiro na cirurgia de um cachorro que nem era nosso. No entanto, a voz poderosa dentro de mim disse que eu não poderia deixar a cachorrinha morrer.

Paguei pela cirurgia e combinei de adotar Annie. Estava tão animada uma noite antes de levá-la para casa que mal consegui dormir. Mal podia esperar para ter aquele novo pacote de alegria em casa.

O médico precisou colocar pinos de metal na junta da pata para Annie ficar mais estável, e ela parecia muito triste e combalida, com o pequeno focinho apoiado no chão da gaiola quando chegamos para pegá-la no dia seguinte. Assim que olhei para aquela carinha meiga com orelhas caídas, percebi: *Estou me apaixonando.*

Só queria segurá-la nos braços e abraçá-la, afagar as muitas dobras de seu pescoço e prometer que ia ficar boa. Sentei no banco de trás do carro ao lado da caixa durante o caminho para casa, conversando com ela e acariciando sua cabeça.

O veterinário tinha avisado, mas só quando chegamos em casa percebi como era realmente difícil cuidar de um cachorro ferido. Enquanto se recuperava, Annie precisou ficar em repouso na caixa, o que significava que só podia sair para ir ao banheiro. O veterinário enfatizou que a caixa era o lugar mais seguro, onde ela não poderia correr e machucar a perna de novo. Mas Annie detestava ficar presa daquele jeito e quando a levávamos ao banheiro, era muito difícil de controlar porque ela tentava fugir. Eu ficava apavorada de ela se machucar, mas, quanto mais tentava controlá-la, mais ela lutava comigo e pior a coisa ficava.

Quando Don e eu a levamos ao veterinário para um exame após a cirurgia, antes da consulta eu a levei até a área gramada fora do prédio para fazer suas necessidades, mas, quando a pus no chão, ela tentou fugir. Quanto mais tentava controlá-la, mais selvagem e revoltada ela ficava, até de repente eu estar rolando na grama suja tentando contê-la.

Don, que assistiu à cena de dentro da clínica, saiu para ajudar. Entrei para me acalmar um pouco, mas quando olhei pela janela Don também estava rolando na grama tentando segurar Annie. *O que há de errado com ela?*, pensei com tristeza. *O que há de errado conosco? Será que somos pessoas tão terríveis? Por que não conseguimos cuidar de uma cachorrinha?*

Gostaria de dizer que as coisas melhoraram quando a perna de Annie sarou e ela ficou mais velha, mas infelizmente não foi o que aconteceu. Ela desenvolveu uma habilidade incrível de mexer com meus nervos. Parecia saber instintivamente o que eu queria que ela fizesse para fazer exatamente o contrário. Queria tanto amá-la, mas não consegui. Foi muito triste não termos conseguido nos relacionar bem.

Annie sempre foi bem cuidada e fazíamos o melhor possível por ela, mas durante toda a sua vida continuou sendo uma cadela difícil de controlar. Tudo era motivo para ela fugir a qualquer momento. Saía pela porta assim que a abríamos e estávamos sempre correndo atrás dela. Se trovejasse, sua reação era arrancar o lambri da parede. Às vezes, eu a levava comigo para o trabalho e ela ficava louca sem motivo nenhum. Uma vez, eu a deixei num escritório vazio na esperança de acalmá-la, mas, quando voltei para ver como estava, tinha roído uma boa parte da parede.

Em suma, a situação era triste e desoladora. Às vezes me pergunto se, na verdade, não tinha quebrado a pata pulando da mesa de piquenique quando era filhote, mas, sim, se teria sido abusada pelos primeiros donos e os maus-tratos eram a fonte dos problemas de comportamento ao longo da vida. Infelizmente, nunca saberemos.

Com Annie, eu me senti um fracasso, e ela pareceu reforçar meu medo mais profundo de que, por mais que adorasse animais, simplesmente não era "alguém que gosta de cachorros". Tinha quase certeza de que jamais teria outro cachorro na vida até Chrissy aparecer. Chrissy era a cachorra da minha irmã Michelle e nós a hospedamos quando Michelle se divorciou.

Chrissy era uma flat-coated retriever, meio parecida com uma golden retriever, mas com o pelo preto. Michelle e o marido a tinham resgatado de um ambiente abusivo e ela era uma cadela tímida, ansiosa e retraída, sempre procurando um lugar para se esconder. *Talvez seja a cachorra que vai ganhar meu coração,* pensei com esperança.

Chrissy era muito diferente de Annie, quieta e obediente. Apesar de tímida, era bem-comportada, nunca dava muito trabalho. Queria me aproximar, mas Chrissy estava sempre muito ressabiada para dar ou receber amor. Qualquer atenção a deixava desconfortável, só queria se esconder. Era como se quisesse ficar invisível. Quanto mais tentava me aproximar, mais ela se afastava. Na melhor das hipóteses, tolerava o meu afeto, mas nunca o retribuiu. *O problema sou eu,* decidi finalmente. *Não é culpa dos cães que isso continue acontecendo. Deve haver algo de errado comigo. Talvez a parte do meu coração que gosta de cachorros simplesmente não funcione.*

Sampson foi minha terceira tentativa de ter um cachorro (ou talvez deva dizer "terceiro baque", pois foi como me senti quando não deu certo). Já era início dos anos 2000. Estava casada e infeliz com Don havia mais de dez anos, Carly (nascida em 1996) e Caitie (nascida em 1999) tinham saído das fraldas e estavam começando a ir para a escola. Pensei em adicionar um membro peludo à família. Não tive muita sorte com cachorros, mas não significava que as meninas não poderiam ter animais de estimação. *Só precisava encontrar o cachorro certo para mudar as coisas.*

Comecei a pesquisar sobre diferentes cães que se encaixavam bem em uma família com duas garotinhas agitadas e curiosas. Decidi que deveríamos ter uma labradora fêmea, uma cadela meiga e tranquila com três ou quatro anos. Don concordou, mas, assim que chegamos ao centro de adoção, ele se apaixonou perdidamente por Sampson, um grande labrador preto de cerca de um ano e meio, extremamente forte e cheio de energia.

— Então, o que você acha? — perguntou-me Don, lutando para segurar firme na guia enquanto Sampson latia e puxava, quase jogando Don no chão.

— Puxa, Don, ele é lindo, mas acho que não é bem o cachorro certo para nós — respondi. — É muito mais do que podemos aguentar e me preocupa como ele vai se comportar com as meninas. Acho que seria melhor um animal mais velho e calmo. Vamos continuar procurando.

Olhamos ao redor do abrigo um pouco mais, mas Don continuava voltando para Sampson. Nem pensou em considerar um cachorro diferente. Finalmente, contra minha vontade, acabei cedendo.

— Tudo bem, vamos levar Sampson — concordei. — Mas com uma condição. Você vai ter que trabalhar com ele, treiná-lo e levá-lo para passear todos os dias.

— Eu topo — prometeu Don. — Ele vai ser um ótimo cachorro para a família.

Tentei manter a mente aberta, mas, assim que chegamos em casa, percebi que havíamos cometido outro erro. Sampson era uma réplica de Annie. Era inteligente e teimoso, osso duro de roer, sempre querendo escapar e me passar a perna. Não importava o que eu fizesse, o cachorro sempre tinha um contra-ataque. Latia para os vizinhos, destruiu a porta da frente e nunca quis ficar perto ou se deixar acariciar. Cuidar de Sampson tornou-se uma obrigação, não um ato de amor. Não havia alegria no relacionamento.

Enquanto dava uma volta com ele ao redor do quarteirão pela milionésima vez numa noite enregelante de inverno, segurando firme a guia com as duas mãos para não ser arrastada pelas ruas geladas por aquele cachorro agitado (apesar da promessa, depois de um dia ou dois, Don nunca mais passeou com Sampson), pensei com amargura: *Acabei arranjando o cachorro errado de novo. Quando vou aceitar que o universo está me dizendo que não devo ter um cachorro?*

Don e eu nos separamos em 2008 e, em 2010, Brian Meeks, um amigo que se tornou muito mais do que isso, chegou à minha porta uma noite e me pediu em casamento. Minha resposta foi um entusiástico "sim!".

— Só tenho uma condição para o nosso casamento — alertou Brian. — E é inegociável. Não quero cachorros em casa.

Não que Brian tivesse algo pessoal contra cães — ele também adora animais —, mas sua primeira mulher tinha cães com os quais esbanjava amor e atenção enquanto o ignorava e ele não queria passar por isso de novo.

— É algo com o qual você nunca vai ter que se preocupar — prometi, abraçando-o com força. — Dado meu histórico, não tenho a *menor* intenção de ter outro cachorro.

Nós nos casamos em 2011 e durante os primeiros quatro anos juntos nunca pensei em arranjar um cachorro. Estávamos muito ocupados com Carly e Caitie, com o crescimento do negócio e, claro, lidando com o câncer; ter animais de estimação não me passava pela cabeça. Porém, em 2015, Sweetie Pie me fez reconsiderar o acordo. *Deve haver uma razão pela qual essa cachorrinha, que segurei por apenas alguns instantes, tenha me tocado tão profundamente*, pensei. Embora não pudesse saber na época, Sweetie Pie foi o quase acerto que me deixou um passo mais perto de Stella. Sweetie Pie me amoleceu, me amadureceu para o amor. Mas haveria outro quase acidente antes de finalmente encontrar minha eterna amiga em Stella.

Capítulo Quatro
London, Laverne, Shirley e amor à primeira vista

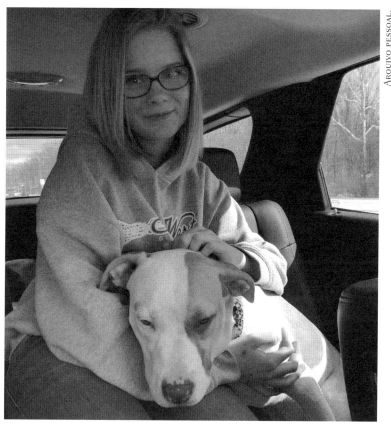

Uma ressabiada Stella indo para casa de carro com Caitie, 13 de fevereiro de 2016.

Outono de 2015 a fevereiro de 2016

Conhecer Sweetie Pie teve um grande impacto em mim, especialmente por despertar a criança dentro de mim que gostava tanto de animais a ponto de montar uma clínica na cozinha da mãe para alimentar coelhinhos doentes com soro fisiológico. Nitidamente, estava procurando algo que me conduzisse a uma nova direção. Será que a minha sempre presente intuição em que tanto confiava estava agora me cutucando para encontrar uma alma gêmea de quatro patas, uma amiga peluda para me guiar na vida pós-câncer?

    Pesquisei no PetFinder e aprendi mais sobre diferentes raças e tipos de cães possíveis. *Se vou fazer isso, vou fazer direito.* Mas fiquei impressionada quando vi o grande número de cães em busca de bons lares. Como vou encontrar o cachorro certo entre tantos? Fiquei triste ao pensar em tantos animais não amados e indesejados por aí, principalmente sabendo que muitos seriam sacrificados por nenhuma outra razão a não ser a falta de um lar amoroso que os acolhesse. *A maioria dos cães listados é pit bull ou mistura de pit bull*, percebi. *Será que esses cachorros são realmente tão difíceis e perigosos? Ou são apenas incompreendidos?*

    Quanto mais procurava, mais me pegava perguntando: *O que estou fazendo?* Tinha prometido a Brian que não teríamos cachorros. *Como posso voltar atrás nessa promessa? Além disso, a vida vai ficar muito complicada quando eu voltar para casa em Indiana; adicionar um cachorro a essa mistura não vai ser uma boa ideia. Mas, por outro lado, se não fui criada para ser mãe de cachorro, por que não consigo parar de me imaginar afagando um lindo cachorro em meus braços, beijando sua cabeça e acariciando seu pelo macio? Sinto uma força poderosa e não posso simplesmente ignorá-la.*

Comecei os trinta e seis dias consecutivos de radioterapia em outubro de 2015 e, embora não fosse de mountain bike para a clínica todos os dias como esperava, pedalava até lá com bastante frequência para justificar a compra da bicicleta e me sentir devidamente durona. As sessões de radioterapia em si felizmente eram breves, com cerca de quinze minutos de duração, mas os efeitos colaterais causavam mal-estar e exaustão, queimaduras e sensibilidade na pele, além de terríveis acessos de náusea. Quando o médico disse "Mas esse tipo de aplicação não causa náusea", tive que encontrar outro médico para receitar algo que ajudasse a controlar os enjoos.

Toda a experiência foi debilitante, degradante e humilhante. A única coisa que me fazia continuar era a ideia de vencer o câncer e voltar para casa, para minha família. *Estou fazendo isso por eles,* lembrava a mim mesma nos momentos mais difíceis.

Era uma luta deitar imóvel na mesa de metal frio, na sala escura como breu, com máquinas ao redor faiscando e zumbindo, enfocando diretamente meu rosto até ficarem quase em cima de mim, cobrindo meu corpo do ombro ao peito de maneira claustrofóbica. Enquanto isso, os técnicos saíam correndo da sala e fechavam a pesada porta de metal para evitar os feixes de energia invisíveis que invadiam meu corpo tentando matar qualquer célula cancerosa remanescente e também células saudáveis como dano colateral. Enquanto estava lá, tentava não chorar. As lágrimas vinham depois, quando estava sozinha no carro, onde podia chorar livremente sem ninguém ver.

Assim que terminei as trinta e seis sessões de radioterapia, Brian e as meninas foram ao Arizona em novembro para passarmos o Dia de Ação de Graças em família, em Glendale, com a irmã de Brian. Eu deveria estar de ótimo humor quando finalmente pude comemorar o fim do tratamento, mas estava totalmente infeliz. Os efeitos da radioterapia são cumulativos, então o impacto total no corpo vem algum tempo depois de terminar a última sessão. Estava exausta — exausta e dolorida, com dores no corpo, pele seca, coceiras e queimação no peito. Além disso, tive que pôr uma cânula CCIP (Cateter

Central de Inserção Periférica) numa veia do braço para administrar medicação intravenosa durante o tratamento e o braço ficou gravemente infeccionado, me deixando doente por várias semanas. A certa altura, passei tão mal no Dia de Ação de Graças que tive que deitar no chão da sala de estar enquanto os outros ficaram sentados no sofá assistindo futebol e comendo as sobras. *Então é assim?*, perguntei-me. *É assim a vida depois do câncer?*

Após o Dia de Ação de Graças, Carly e Caitie voltaram de avião para Fort Wayne enquanto Brian e eu fomos com o meu carro para casa em Indiana, onde me esforcei para me readaptar à vida antiga. Estivera fora por sete meses e não sabia mais exatamente onde me encaixava. A vida que conhecia tinha continuado sem mim.

Quando se é diagnosticado com câncer, é como se uma bomba atômica explodisse bem no centro da sua vida, enviando ondas de choque de destruição total. E mesmo que consiga sobreviver de alguma forma à explosão inicial, quando a nuvem de cogumelo se dissipa, você percebe que nunca será a mesma pessoa de antes ao ouvir as palavras fatídicas: "Você está com câncer". Então, é preciso estruturar um "novo normal" de algum jeito que permita você se sentir ao menos funcional novamente.

O câncer me deixou às voltas com intensos sentimentos de perda, medo e ansiedade que me assombravam noite e dia. *O que estou fazendo com a minha vida?*, ficava me perguntando. *Lutei tanto por essa segunda chance e o que estou fazendo com ela agora? Será que vou jogar tudo fora a esmo ou vou conseguir realizar algo significativo?* Eu me sentia melhor fisicamente, mas mentalmente não conseguia voltar aos trilhos.

Deveria me sentir grata por ter sobrevivido ao câncer quando tantas outras pessoas não conseguem, e me sentia grata, mas ainda muito perdida, com medo e sozinha. Qual era o sentido de sobreviver a uma doença potencialmente mortal se estava apenas agindo automaticamente e sem viver minha vida com significado e intenção?

Alguns sobreviventes definem o câncer como um "presente", um alerta que os inspira a desacelerar, a fazer um balanço da vida e parar de sofrer por pequenas coisas. Para essas pessoas de sorte que, repentina e surpreendentemente, tornam-se conscientes de como a vida é frágil, fugaz e preciosa, o câncer coloca tudo em foco e a vida diária se torna vívida e mágica, já que mesmo os momentos mais simples e insignificantes são infundidos de admiração e alegria.

Mas, no meu caso, o câncer não me deixou tanto com um novo apreço pela vida, mas com a sensação generalizada e avassaladora de pavor. *E se o câncer voltar? E se já tiver voltado e eu simplesmente não souber? Algumas células malignas podem estar flutuando dentro de mim neste exato momento, planejando o próximo ataque.* Terá sido somente um adiamento, e não um perdão? Uma pausa para respirar antes de o câncer voltar com força total?

Nunca me senti totalmente confortável com a ideia de "curada do câncer". Como alguém pode ter certeza de que está curado do câncer? Acho que todo mundo conhece alguém que comemorou o fato de ser considerado "curado do câncer" após o tratamento sofrer uma recorrência meses ou mesmo anos depois e acabar tendo um fim trágico. Parte de mim não queria acreditar que estava "curada" e que minha provação realmente tinha acabado. Era como se não quisesse ter muitas esperanças para, depois, ficar desesperada se surgissem más notícias no caminho.

Entendia que era inútil, para não dizer profundamente prejudicial à saúde, chafurdar em pensamentos sombrios, deprimentes e negativos. Precisava de algo emocionante e desafiador para tirar meu medo e me dar algo em que me concentrar além da doença. Mas o problema era que nada despertava meu interesse ou estimulava minha paixão. As coisas que amava simplesmente não me atraíam mais.

Sempre que me sentia triste ou para baixo, o que acontecia com frequência, me via pensando em Sweetie Pie. Ainda tinha a foto dela no meu telefone e, às vezes, dava uma olhada nos seus olhos escuros e profundos e admirava a expressão inocente e meiga da cadelinha. Ficava imaginando como ela estaria e esperava que Pat e Jerry a estivessem amando tanto quanto eu. *Marika, admita — você anda com uma estranha espécie de paixão por cachorros,* percebi. *Ou você arranja um cachorro ou para de pensar nisso.*

Enquanto isso, continuei procurando cães no PetFinder. Certo dia, depois do café da manhã, estava clicando em fotos de cachorros disponíveis quando me deparei com uma cachorrinha chamada London, uma linda labradora preta de alguns meses de idade, com olhos profundos e escuros, pelo brilhante, preto azeviche, focinho redondo, preto como carvão, e adoráveis orelhas caídas. *Que linda*, pensei. Imaginei-me abraçada com ela, sentindo seu corpinho redondo se mexer e se contorcer, latindo de felicidade e cobrindo meu rosto de beijos com a língua rosada. Que alegria seria. Continuei procurando outros cães, mas algo continuava me levando de volta a London.

Ainda um pouco tímida, no café da manhã mostrei a foto de London para Brian e Caitie.

— O que vocês acham? — perguntei, apontando para o telefone.

— Bonitinha — comentou Brian em voz baixa, mal olhando para a tela.

— Gracinha — disse Caitie, olhando de relance enquanto passava manteiga numa torrada.

—Ah. — Tentei não ficar decepcionada. Não podia esperar que entendessem o meu interesse cada vez maior por cachorros. — O nome dela é London e está no abrigo. Estou pensando em ir até lá dar uma olhada — disse a Brian. — Quer vir comigo?

— Não, acho que não — respondeu. — Vamos sair de viagem amanhã, de que adiantaria?

Brian estava certo. Não tinha sentido. Por que alimentar esperanças apenas para acabar me frustrando mais uma vez? Íamos viajar na manhã seguinte para participar da convenção nacional do Jimmy John's, e adotar um cachorro nesse momento estava fora de questão.

Já tinha resolvido não ir ver a cachorrinha quando Brian voltou para a cozinha enquanto eu estava lavando os pratos, pigarreou e disse:

— Marika, se quiser mesmo ver a cachorrinha, vou com você.

Que bom! Estava muito animada quando pegamos os casacos, entramos na suv e saímos da garagem. Mesmo sabendo que não haveria como trazer a cadelinha para casa hoje, talvez, em um cantinho do meu coração, estivesse pensando: *Bem, talvez, se sentirmos uma ligação forte, podemos preencher a papelada e deixar a adoção em espera até voltarmos de viagem.* Algo estava me atraindo para aquela cachorrinha; não conseguia explicar exatamente o que era, mas senti uma conexão tão forte e profunda que não conseguia ignorar.

Não demorou muito para chegarmos ao Fort Wayne Animal Care & Control, um grande complexo térreo de tijolos marrons na Hillegas Road, a noroeste do centro de Fort Wayne. Meu coração batia forte quando estacionamos, entramos e seguimos a placa "Adoção de animais" até chegar à recepção. O complexo abria ao meio-dia para exposição e adoção dos animais e era só meio-dia e quinze quando chegamos.

A recepcionista nos cumprimentou calorosamente.

— Olá. Como posso ajudar? — perguntou.

— Estamos aqui para ver London — respondi. — Uma pequena labradora preta que vi no PetFinder.

A mulher se virou, digitou algo no computador, franziu a testa e olhou para mim como que se desculpando.

— Sinto muito, mas London acabou de ser adotada — falou. — Ela não está mais aqui.

— Ah — consegui exclamar. Meu coração se partiu mais uma vez.

— Tudo bem — disse Brian apertando meu braço. — Não daria mesmo pra levar a cachorrinha hoje.

— Eu sei. Só queria dar uma olhada, só isso.

Senti-me uma tola e tentei reprimir as lágrimas. Eu me senti tão mal como quando perdi a chance de adotar Sweetie Pie, como se algo lindo e precioso tivesse sido arrancado de mim para sempre, deixando um enorme vazio no lugar, um buraco no meio do peito.

— Quer dar uma olhada? — perguntou Brian.

— Pode ser — Dei de ombros. — Já que viemos até aqui, por que não?

Demos uma volta rápida pelo abrigo e vimos muitos cachorros lindos, mas mal olhei para eles, estava atordoada. Estava com o coração apertado e frustrada comigo mesma por reagir tão emocionalmente.

Quando entramos na SUV para voltar para casa, comecei a chorar. Pensei: *O que há de errado comigo? Sabia que não iríamos adotar a cachorrinha hoje. Só queria conhecê-la e ver como era. Marika, controle-se. Você precisa se recompor.*

Quando voltamos da convenção do Jimmy John's alguns dias depois, continuei olhando os cães no PetFinder. Por algum motivo, estava encantada pelos pit bulls embora não soubesse quase nada sobre a raça, a não ser que tinha a reputação de ser perigosa e imprevisível. *Parece uma combinação terrível,* pensei, mas, nas fotos, aqueles cães pareciam tão fortes, tão inteligentes e leais. Estava convencida de que havia um outro lado incompreendido da raça e queria aprender mais.

Terça-feira, 9 de fevereiro de 2016, foi o dia em que minha vida mudou para sempre, só que desta vez para melhor. A pesquisa on-line me levou à Pit Bull Coalition de Fort Wayne. Eles não tinham um local próprio, mas trabalhavam com pit bulls que estavam em abrigos da região, levando-os a um abrigo e, de lá, para lares permanentes. Realmente queria conhecer alguns desses cães. Segundo o site, eu poderia comparecer a um evento para conhecer os cães, mas antes teria que enviar um pedido de adoção e ser aprovada.

Comecei a preencher o formulário on-line. Era bem abrangente, perguntando não só nome, data de nascimento, detalhes de contato e histórico com animais, mas também coisas como: "Onde meu animal de estimação vai dormir à noite? Onde meu animal de estimação vai ficar quando eu não estiver em casa durante o dia? Se não estiver empregado, como vai pagar por cuidados veterinários e despesas gerais do seu novo animal de estimação?".

Parei na metade do formulário. *Não está certo*, pensei. *Não estou pronta para adotar um cachorro, principalmente um pit bull. Nem conversei sobre isso com Brian e as meninas. É uma decisão importante, que vai afetar não apenas a mim, mas a família inteira.* Com essa constatação, deixei o formulário pela metade na tela e o laptop em modo de espera enquanto preparava o jantar.

Naquela noite, estávamos sentados à mesa de jantar conversando. Mencionei timidamente a Pit Bull Coalition e disse que estava interessada em conhecer alguns dos cães; que um casal em particular havia me chamado a atenção.

— Mas primeiro preciso preencher um formulário de adoção e ser aprovada, e ainda não conversamos sobre isso — expliquei.

Brian suspirou e disse:

— Pode preencher o formulário, Marika, pelo amor de Deus. — Pareceu um pouco irritado, mas provavelmente só estava cansado de me ouvir falar de pit bulls e mostrar fotos de cachorros fofos que via on-line.

Certo! Naquele momento, fiz um pequeno trato comigo mesma — se o formulário de adoção ainda estiver aberto quando voltar ao computador, vou interpretar como um sinal do universo de que é o que deve acontecer. Mas, se a página tiver se desconectado, não vou preencher o formulário. Pode parecer bobo, mas, como sempre, confiei na intuição.

Mal consegui esperar o fim do jantar para voltar ao laptop. Levantei da mesa e entrei na sala na ponta dos pés, apertei uma tecla e vi a tela ganhar vida. *Sim!* A janela do navegador da Pit Bull Coalition de Fort Wayne ainda estava aberta e o formulário não tinha expirado. *É o meu sinal!* Preenchi rapidamente o resto do formulário e senti um pequeno arrepio de felicidade ao clicar em "enviar".

Isso foi na terça à noite. No dia seguinte, quarta-feira, não tive notícias da Coalition. *Eles não iriam me rejeitar, não é?* Fiquei preocupada. Será que sem querer respondi alguma coisa no formulário que levantou uma bandeira vermelha? *Talvez seja o universo dizendo que não devo adotar um pit bull, talvez seja a Pit Bull Coalition (pior ainda!) dizendo que não sou uma boa candidata.*

Na quinta-feira, não aguentei mais. Precisava saber o que estava acontecendo, então mandei um e-mail para a Coalition para confirmar se tinham recebido a inscrição. Eles responderam logo em seguida dizendo que não só a haviam recebido como também que fui aprovada para o evento! "Nos vemos no evento de adoção do próximo sábado", dizia a última linha do e-mail.

No próximo sábado? Não esperava que fosse tão cedo. Fiquei animada para conhecer os cães, mas também nervosa. *O que estou fazendo? Não é muita coisa acontecendo depressa demais? Não quero me apaixonar e depois ficar desapontada. Não quero que seja como Sweetie Pie e London de novo — meu pobre coração não aguentaria.*

Passei o resto da quinta e da sexta-feira no site da Pit Bull Coalition olhando os cachorros que estariam no evento. A Coalition ia levar nove cães ao evento, e três das fêmeas mais novas me chamaram a atenção: Star, Anna e Laverne. *Mas não vou lá para adotar na hora*, lembrei a mim mesma. *Só vou conhecer os pit bulls e ver como realmente são.*

Na manhã de sábado, 13 de fevereiro, estava tremendamente nervosa! Ainda assim, era tão bom ficar animada com alguma coisa, ter algo acontecendo que fazia o sangue correr um pouco mais rápido. Andava muito deprimida desde o fim da radioterapia, e conhecer os cachorros foi uma das primeiras coisas que me fizeram focar algo diferente da doença e do medo de que ela voltasse.

Ainda estava no quarto me arrumando naquela manhã quando Caitie bateu timidamente na porta.

— Oi, querida, o que você quer? — perguntei.

— Posso ir com vocês nesse evento? — perguntou em voz baixa, ajeitando uma longa mecha de cabelo loiro atrás da orelha.

Fiquei um pouco surpresa. Caitie nunca se interessou por nenhum cachorro que mostrei a ela on-line. Estávamos com dificuldade de nos relacionar desde que eu tinha voltado do Arizona, era como se estivéssemos sempre pisando em ovos uma com a outra, com medo de dizer a coisa errada ou fazer um movimento errado que rompesse o frágil acordo entre mãe e filha. Também fiquei surpresa porque Brian e eu tínhamos ajudado Caitie a encontrar um carro usado para comprar e tínhamos combinado de ir buscá-lo mais tarde naquele dia.

— Claro, adoraria que você viesse conosco — respondi. — Mas tem uma coisa... isso é muito importante pra mim. Não vamos lá pra adotar um cachorro e não quero me sentir pressionada a adotar um cachorro só porque estamos lá. Não podemos nos precipitar e sair com o cachorro errado. Essas coisas levam tempo.

Ela disse que entendia e que, como eu, só queria conhecer os cachorros e ver como eram. Fiquei muito feliz por ela de repente ter começado a se interessar por isso, mas também preocupada que ficasse desapontada se ela se apaixonasse por um cachorro que não combinasse com a gente.

O evento era em Rural King, um grande sítio e loja de utensílios domésticos que comercializa artigos que um morador do meio-oeste possa precisar, desde equipamentos de caça, motosserras, caixas de ferramentas, apetrechos de pesca e espalhadores de esterco até brinquedos, utensílios de cozinha e roupas de cama.

Fiquei tão animada para ver os cachorros que chegamos às dez e meia, embora o evento só começasse às onze. Estacionamos e, enquanto caminhávamos do estacionamento em direção à loja, fiz uma pequena oração em voz baixa: *Se for para ser, me ajude a voltar para casa com o cachorro certo. Guie-me para encontrar o meu par perfeito.*

A loja estava lotada com os clientes das manhãs de sábado quando passamos pelos corredores para chegar à área onde a Pit Bull Coalition estava montada. Esperava ver os três cães que escolhi on-line — Star, Anna e Laverne, mas, quando perguntei sobre Star, alguém me respondeu:

— Ah, Star não veio. Alguém a adotou ontem à noite. *Ah.* Meu coração entrou naquela queda livre já muito conhecida, caindo em direção aos meus pés. *Cheguei atrasada de novo. Por que isso continua acontecendo? Bem, pelo menos ainda restam outros dois...*

Em seguida, dei uma olhada em Anna e soube imediatamente que não era quem eu "queria". A cadela era linda, mas estava tão triste e tão magra. Tinha acabado de dar à luz uma ninhada de filhotes, apesar de ser muito nova para procriar, pois ela mesma era um pouco mais velha do que um filhote. Logo deduzi que não tinha uma história feliz e que adotá-la só levaria a mais um desgosto.

Então, com pesar, mudei para Laverne, o terceiro cão que viera conhecer. Laverne era um filhote de pit bull misturado, uma fêmea de cerca de sete meses de idade. Era adorável, basicamente branca com algumas manchas cinzentas. Por mais fofa que fosse, era uma cadela muito nervosa e agitada, pulando para todo lado e latindo como uma louca. Fiquei de joelhos e acariciei sua cabeça esperando que se acalmasse, mas era uma menina hiperativa e muito carente, e meu coração sabia que, se fosse para ter um cachorro, teria que ser calmo e tranquilo.

Fiquei muito desapontada, mas disse a mim mesma: *Você só queria conhecer alguns dos cachorros e agora conheceu. Se o seu cachorro perfeito estiver por aí em algum lugar, vocês vão acabar se encontrando. Você só precisa acreditar.*

Apesar de nenhuma das três ter se mostrado compatível, ainda não estava pronta para voltar para casa. Brian, Caitie e eu estávamos começando a andar pelos corredores quando, com o canto dos olhos, vi um sujeito de quarenta e poucos anos e os filhos adolescentes entrando com um filhote de pit bull na coleira. *Hummm, essa cadela é uma gracinha,* pensei. *Qual será a história dela?*

Andei em direção ao sujeito e, assim que cheguei perto, a cadela rolou, jogou a cabeça para trás, abriu as pernas e me implorou para coçar sua barriga. Parecia tão feliz, irradiava alegria. Mesmo naquele ambiente agitado, barulhento e caótico, estava muito tranquila e calma.

— E quem é essa aqui? — perguntei ao homem, que se apresentou como Gary.

Gary explicou que o nome dela era Shirley e que era da mesma ninhada da Laverne. As duas tinham sido abandonadas havia algumas semanas no acostamento de uma estrada que passava por um campo congelado e deixadas para morrer no rigoroso inverno de Indiana. Felizmente, uma alma bondosa encontrou as duas na hora certa e as levou para o Animal Care & Control de Fort Wayne.

— A partir daí, a Pit Bull Coalition de Fort Wayne providenciou um lar temporário e foi assim que ficamos com ela — explicou Gary. — Estamos com Shirley só há alguns dias, mas ela está ótima. Tenho seis filhos e outros três cachorros e nada parece incomodá-la. Deve ter uns sete meses agora. Será uma cachorrinha fantástica para quem ficar com ela.

Cheguei mais perto do focinho de Shirley, observando os olhos meigos, cor de âmbar dourado, e a expressão calorosa e sorridente. Era uma garota linda, quase toda branca com tons caramelo e uma adorável mancha sobre o olho esquerdo.

— Sim, você é uma garota muito bonita. — Afaguei sua barriga, o que a mandou direto para o nirvana canino. Jogou a cabeça para trás e abriu as pernas, pedalando como uma louca, com as grandes patas chutando o ar.

Partiu meu coração pensar na crueldade com que ela e a irmã foram tratadas. E quem sabe se já não tinha sido abusada antes disso? Ainda assim, nada indicava qualquer efeito de longo prazo. *Ela é especial.* Percebi instintivamente. *Essa cachorrinha tem uma alma especial.*

— Ei, Mark, olha essa aqui — disse uma mulher atrás de mim. Ajoelhou-se ao meu lado e coçou a barriga de Shirley me empurrando para o lado. O marido da mulher se aproximou e se abaixou para olhar a cachorra.

— Puxa! Ela é muito fofa. E parece tão amistosa.

Fiquei aborrecida com aquelas pessoas se intrometendo com a "minha" cachorra. *Vão embora. Cheguei primeiro,* pensei. Não queria que aquele casal roubasse Shirley antes mesmo de eu ter a chance de conhecê-la. Algo me dizia que ela poderia ser "a cachorrinha", mas precisava agir depressa ou corria o risco de perdê-la, como tinha perdido Sweetie Pie e London.

— Você se importa se eu levar Shirley pra dar uma volta pela loja? — perguntei a Gary. — Só para ver como ela reage a coisas diferentes. — Na verdade eu queria afastá-la do casal chato e passar algum tempo sozinha com ela.

— Claro, sem problema. — Gary me entregou a guia. Shirley pulou do chão e saiu andando perfeitamente ao meu lado enquanto caminhamos para cima e para baixo pelos corredores de ancinhos, enxadas e carrinhos de mão. Ficou alerta e curiosa o tempo todo, farejando as prateleiras e se virando para mim em busca de aprovação. Crianças se aproximavam para afagá-la e ela pacientemente aceitava e retribuía os carinhos. A loja estava lotada de clientes com carrinhos de compras, ressoar de vozes e de anúncios pelos alto-falantes, mas nada disso perturbava Shirley.

Ela ainda é uma filhotinha, pensei. *E mesmo assim é tão calma e tão bem-disposta. Teve um começo de vida difícil, mas é tão doce, meiga e tranquila. O que eu faço? Preciso me decidir.*

Se não a levasse hoje, alguém certamente levaria. *Uma cachorrinha como essa não vai ficar num lar temporário por muito tempo. Quem estou enganando? Ela é o que eu estava procurando. É ela. Sei que é ela. É hora de dar esse salto de fé.* Não conseguia me imaginar voltando para casa *sem* aquela cachorra. Em minha cabeça, ela passou a ser minha naquele momento e vi o futuro se desdobrando diante de nós.

Vou pegar essa cachorra! Mas ainda havia um obstáculo e era importante. Fui com Shirley até onde Brian estava esperando, perto dos outros cães. Parecia entediado, rolando algo na tela do celular.

— E então, o que você acha dela? — perguntei com o coração na boca. Era uma decisão muito importante e não queria que ele dissesse sim só para me tranquilizar ou não ferir meus sentimentos.

Ele se ajoelhou e acariciou a cabeça de Shirley, depois coçou atrás das orelhas.

— Parece uma boa cachorrinha. — E deu de ombros. — Se é isso que você quer, vamos ficar com ela.

Sim! Sim! Sim! A resposta de Brian poderia não soar como um endosso retumbante para a maioria das pessoas, mas, considerando sua natureza discreta, para mim era o suficiente.

Nesse momento, Caitie se aproximou e seus grandes olhos verde-azulados se iluminaram assim que ela viu a cachorra.

— Ela é uma fofura, mãe! — gritou quando Shirley deu um pulo e a cobriu de beijos. — Já estou apaixonada! — Caitie agachou e abraçou Shirley em um momento de verdadeira união e amor. Fazia meses que não via minha filha tão feliz e isso selou o acordo.

Vou fazer isso! Vou adotar essa cachorra! Shirley e eu tínhamos nos conectado, sem dúvida, e era o que eu estava esperando. A gente sabe quando tem certeza, e eu sabia. Estava caindo de novo, mas desta vez não era de um prédio abandonado — estava caindo de amores.

Com a decisão tomada, levamos Shirley até o representante da Pit Bull Coalition e dissemos que estávamos prontos para adotar Shirley. Caitie e eu nos sentamos no chão de linóleo frio, bem no meio da loja movimentada, e Shirley se deixou cair no nosso colo como se sempre tivesse sido nossa. Acariciamos sua barriga e coçamos suas orelhas, dissemos o quanto ela era uma graça. Seu rabo não parava de abanar enquanto ela rolava para a frente e para trás, babando e lambendo, absorvendo todo o nosso amor.

Será que ela já nos conhece?, perguntei a mim mesma. *Será que está procurando por mim há tanto tempo quanto eu por ela? Que anjos conspiraram para mandá-la aqui para nós hoje?*

O representante da Pit Bull Coalition ajoelhou na nossa frente e começou a ler em voz alta o contrato que eu precisava assinar para oficializar a adoção, mas eu mal ouvia. Estava tão emocionada com aquela linda cachorrinha branco-caramelada aninhada entre mim e Caitie — a cachorra que estava indo para casa para ser nossa para sempre. Naquele momento, não existia o câncer, não havia disputas familiares nem medo ou ansiedade em relação ao futuro — naquele momento, só existia o amor. O dia seguinte seria o Dia dos Namorados e aquele era o presente mais lindo e meigo que eu poderia ter ganhado.

Shirley já estava castrada e com todas as vacinas em dia, por isso a taxa de adoção foi de cento e cinquenta dólares, mas pagamos duzentos para ajudar com os custos de outros cães em lares temporários. Escolhemos uma caixa para Shirley e a levamos até o estacionamento. Brian abriu a porta traseira da SUV para ela entrar, mas, de repente, aquela cadela feliz, calma e muito tranquila ficou apavorada. *Ah, não*, pensei. *Será que estava tão enganada sobre ela?* Afastei meus temores e tentei convencê-la a pular para dentro da SUV, mas ela não aceitou.

— Vamos — disse delicadamente, abraçando-a pela barriga e tentando levantá-la. Apesar de ter só sete meses, era uma cadela robusta e de bom tamanho, forte e atarracada, já perto dos trinta quilos. Quanto mais tentava levantá-la, mais ela ficava com medo, choramingando e tremendo, com a bunda firmemente plantada no chão. Por mais que fizesse força, não conseguia colocá-la na SUV.

Ao ver minha luta, Brian se aproximou para ajudar, pegou-a nos braços e a pôs no banco de trás. Ela continuou nervosa e assustada, então Caitie sentou ao lado dela e a abraçou, acariciando-a suavemente e sussurrando em seu ouvido. Isso pareceu acalmar um pouco a cadela, mas ela continuou tremendo, os olhos âmbar redondos e ressabiados.

Por dentro, eu também estava tremendo de medo, mas tentei não demonstrar. *Por favor, que isso não seja outro erro*, rezei. *Por favor, não me diga que peguei o cachorro errado de novo.* Mas, então, pensei: *É claro que ela está nervosa. Nós a afastamos das pessoas com quem ela se sentia confortável, de tudo o que era familiar. Precisamos dar algum tempo para ela.*

No caminho do pet shop onde íamos comprar ração, brinquedos e outros suprimentos, não resisti e, com meu celular, tirei uma foto de Shirley no banco de trás sendo abraçada e confortada por Caitie. As duas estavam adoráveis enlaçadas nos braços uma da outra. Mandei a foto para Betsy, no Arizona. Ela respondeu imediatamente.

"Linda!", escreveu. "Pensando em adotar?"

Digitei: "Acabamos de fazer isso".

Betsy: "Vivaaa!".

Agora só precisávamos de um novo nome. Aquela cachorra não parecia uma "Shirley". Nada de errado com o nome, mas simplesmente não combinava com ela. Mandei uma mensagem para Betsy para ver o que ela achava.

"Que tal Stella?", respondeu ela.

Stella! Não só gostei do nome como, por coincidência, uma das melhores amigas da minha mãe quando eu era criança se chamava Stella e sempre gostei muito dela. O nome me despertou boas lembranças.

Enquanto Brian dirigia, me virei no banco para ficar de frente para Caitie e nosso novo filhote de pit bull, que mantinha a cabeça abaixada timidamente, a testa enrugada e os ombros ainda tremendo. Stella tinha ganhado meu coração, sem dúvida. Estava total e absolutamente apaixonada. Suspirei.

— Olá, Stella — falei. — Seja bem-vinda à família Meeks. Agora você é uma de nós.

Capítulo Cinco
Stella se instala

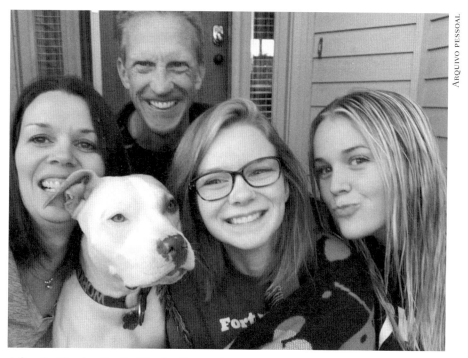

A família Meeks: Stella, Marika, Brian, Caitie e Carly.

Fevereiro de 2016

Eu estava muito nervosa quando trouxemos Stella para casa no primeiro dia. *E se ela não gostar de nós? E se não conseguir se adaptar? E se for mais do que podemos aguentar? E se os pit bulls forem mesmo tão perigosos quanto todo mundo diz?*

Não conseguia suportar a ideia de ter que devolvê-la se as coisas não dessem certo. Já estava me apaixonando por uma cachorra que acabara de conhecer. *Vai ser necessário um salto de fé, de todos nós, para fazer esse trabalho. Mas, até aí, os últimos três anos da minha vida não foram nada além de um grande salto de fé...*

Brian estacionou na garagem e saímos do carro, exceto Stella, que se encolheu no banco de trás de cabeça baixa, parecendo assustada.

— Vamos, garota, já chegamos em casa. Vamos. — Caitie e eu tentamos persuadi-la, mas sem sucesso. Finalmente, Brian pegou-a nos braços e puxou-a com cuidado.

Ela continuou nervosa e tremendo quando a trouxemos para dentro de casa, mas então soltamos a guia e a deixamos correr um pouco, de cômodo em cômodo, subindo e descendo as escadas, explorando cada canto e farejando tudo à vista. A ansiedade deu lugar à curiosidade e considerei isso um bom sinal.

— Acho que precisamos estabelecer algumas regras básicas — disse Brian enquanto eu e Caitie nos ocupávamos arrumando a caixa de Stella, desempacotando sua ração e os brinquedos, tornando a casa mais amistosa para ela. — Antes de ela desenvolver alguns maus hábitos. Vamos começar isso com o pé direito.

Fiquei surpresa, mas não pude discordar.

— Claro — respondi. — Por exemplo?

— Bem, em primeiro lugar, acho que ela não deve subir no sofá ou em qualquer dos móveis.

Ah. As imagens na minha cabeça abraçando Stella no sofá, na cama, em qualquer lugar em que pudesse agarrar seu focinho macio e sua bunda rebolativa foram rapidamente canceladas. Mas Brian devia estar certo. Como pit bull, Stella estava destinada a ser uma cachorra grande e forte, e precisávamos começar a treinar seu comportamento desde o primeiro dia.

— Certo. Algo mais? — perguntei.

— Ainda não — respondeu Brian —, mas vou dizer quando pensar em alguma coisa.

— Tudo bem. — *Será que Brian está mesmo gostando disso?*, me perguntei enquanto ele se afastava. *Será que só concordou porque viu o quanto Stella me cativou? Agora está destinado a ser pai de uma cachorra, goste ou não. Fui injusta ao não considerar seus sentimentos? Bem, talvez ela o conquiste. Espero que ele se apaixone por ela também.*

Quando Stella terminou a vistoria inicial de sua nova casa (sem queixas — pelo menos nenhuma que tenha expressado!) e saiu para fazer suas necessidades, sentei no chão da sala de estar com as pernas cruzadas, encostada no sofá, já que tínhamos acabado de concordar que ela não poderia subir nele.

— Vem cá, garota. Aqui, Stella — chamei baixinho. Ela veio trotando e sentou no meu colo como se fôssemos amigas desde sempre. — Vamos nos conhecer melhor, certo? — Ela relaxou imediatamente, equilibrando o focinho no meu joelho e abanando o rabo devagar, num ritmo constante e staccato. Acariciei sua cabeça e seu dorso, sentindo o pelo curto e duro, mas macio, depois afaguei as orelhinhas marrom-caramelo e massageei sua cabeça. — Você é uma menina linda — sussurrei, identificando os padrões do pelo: o marrom-caramelo do dorso até os quadris, o branco do peito e da barriga, com alguns trechos amarronzados, e a adorável mancha castanha sobre o olho esquerdo. Os olhos eram de um âmbar profundo muito bonito, com uma expressão um pouco triste, mas também doce e firme, e já estavam me seduzindo para sempre. *Essa cachorra está pronta para confiar. Está pronta para dar e receber amor. Só precisa de alguém... nós... para mostrar como.*

Estendi o braço, puxei a manta de algodão com franjas do sofá e coloquei sobre meus ombros e em volta de Stella. Assim, poderíamos ficar ainda mais perto e protegidas da corrente de ar úmida de fevereiro que entrava pelas portas e janelas e rastejava pelo chão.

— O que você acha? — Enfiei a manta embaixo da barriga dela. — Você não tem muito pelo, então precisamos te manter aquecida.

Quando Caitie nos viu aninhadas daquele jeito, aproximou-se e entrou embaixo da coberta ao meu lado, cobrindo o ombro com uma das pontas. Stella chegou mais perto, reposicionando-se para se espalhar entre nós duas. Ficamos lá por um tempo, nós três, relaxando juntas e acariciando Stella sem dizer uma palavra, só curtindo a delicada proximidade do momento.

Como estava sentindo falta disso, percebi ao sentir um nó na garganta e meus olhos marejarem. Engoli em seco. Não quis chorar para Caitie não pensar que eu estava triste. *Todos os meses que passei na clínica no Arizona, tão doente, assustada e sozinha. Tudo o que queria era me sentir segura, acolhida e feliz, perto da minha família de novo. Só queria me sentir normal. Esse tipo de normal.* De repente, o câncer estava a um milhão de quilômetros de distância; hoje, a doença não me dominava. Quanto tempo se passou até eu conseguir dizer isso?

— Então, como vai ser a sua semana? — perguntei a Caitie, tentando não quebrar o feitiço que Stella havia lançado, mas aproveitando a oportunidade para falar com minha filha neste ambiente íntimo, casual e sem estresse. Talvez fosse o primeiro passo para reconstruir nosso relacionamento.

Ela encolheu os ombros.

— Nada demais. Deveria estar estudando para a prova de história na terça-feira. — Coçou Stella atrás das orelhas. — A Guerra Civil... Primeira Batalha de Bull Run.

— Você acha que está preparada?

Ela sorriu, erguendo os óculos.

— A primeira grande batalha entre as forças da União e da Confederação: 21 de julho de 1861.

— E quem ganhou?

— Os confederados.

— Ah.

— Foi uma vitória decisiva — explicou. — Nenhum dos lados estava bem preparado e nenhum dos oficiais tinha experiência...

Não sei quanto tempo ficamos sentadas no chão conversando com Stella, distraída entre nós, mas foi uma felicidade absoluta. Era simplesmente uma conversa; nada forçado ou artificial. Não foi um interrogatório, não estava fazendo pressão para ela se abrir comigo — basicamente focamas coisas simples, como a escola, os amigos e o que ela estava assistindo na TV. Eu estava nas nuvens só de estar tão perto, sentindo o ombro dela encostado no meu e ouvindo-a falar sobre o que andava acontecendo no seu mundo. Tanta coisa tinha mudado para nós duas desde a minha ausência. Levaria algum tempo para nos reencontrarmos e reconstruirmos a nossa relação. *Um passo de cada vez*, pensei. *Este é o primeiro passo. E, talvez, com a ajuda de Stella...*

Continuava aninhada com Caitie e Stella na frente do sofá quando Brian entrou, olhou para nós três e balançou a cabeça.

— Teríamos que buscar o carro de Caitie — disse, com um sorriso irônico. — Mas acho que vocês duas não querem ir a lugar algum agora.

Caitie e eu demos risada.

— É a última coisa que pensaria nesse momento — admiti. Stella se assustou um pouco com a nossa risada, mas logo entendeu e abanou o rabo. *Você vai estar sempre rodeada de amor e de risos*, prometi a ela. *Esse é o presente que podemos dar a você por trazer tanta felicidade para nossa casa.*

Fiquei preocupada com o comportamento de Stella na primeira noite conosco. Pensei que, depois de se divertir tanto correndo pela casa o dia inteiro e se aninhando com a gente, seria difícil botá-la na gaiola na hora de dormir. Mas ela era uma bobona, entrou assim que abrimos a porta e a chamamos. Fechamos e ela não choramingou nem ganiu, latiu ou reclamou durante a noite.

Como ela é boazinha, pensei. *Nem foi treinada ainda e se comporta tão bem. Mas será que tem um outro lado que ainda não vimos?*, perguntei a mim mesma. *Afinal, ela é uma pit bull.*

Quando eu e Brian deitamos e apagamos a luz, me apoiei no cotovelo e olhei para ele ao meu lado no escuro. Desde que tinha voltado do Arizona, ainda estávamos negociando o nosso "novo normal" e queria ter certeza de que estávamos bem.

— Brian, o que você está achando de adotarmos a Stella? Pode me dizer a verdade.

— Ela parece uma cachorra muito legal — respondeu ele num tom neutro. — E é muito bem-comportada para um filhote — acrescentou.

— Certo, mas tudo bem termos adotado ela? Você nunca quis que tivéssemos um cachorro. Não quero que pareça que forcei.

Ele deu um suspiro e eu fiquei apreensiva, esperando o que diria a seguir.

— Ela te faz feliz — falou afinal. — Não lembro quando foi a última vez que vi você tão alegre, tão saudável e tão tranquila como esta tarde. Se ela te faz feliz, por mim tudo bem...

Deitei a cabeça e fechei os olhos me sentindo um pouco melhor. *Brian ainda não parece animado,* admiti para mim mesma, *mas pelo menos está aberto a isso. Agora, conto com Stella para fazer sua mágica com ele também, como fez comigo e com Caitie. E tenho um cachorro! O cachorro dos meus sonhos. Nem acredito que vou ser a mãe da Stella para sempre!*

Pela primeira vez em muito tempo, naquela noite adormeci sem pensar no câncer, em doença ou no medo de o câncer voltar. Dormi pensando em Stella, o que, para mim, era um sonho que se tornava realidade.

Ainda estava escuro como breu lá fora quando o despertador tocou às cinco da manhã. Apesar de ser domingo, Brian iria sair para fazer as rondas pelas lanchonetes Jimmy John's. Desde que fui diagnosticada com câncer pela primeira vez, Brian assumiu o controle das quatro unidades na área metropolitana de Fort Wayne, era muito trabalho. Passava uma hora e meia todas as manhãs, sete dias por semana, indo de uma lanchonete a outra para ver se os gerentes e funcionários estavam todos lá, se o trabalho de preparação estava em andamento, se os pães estavam no forno. (Se o pão, que leva três horas para assar, não estivesse no forno às seis da manhã, não estaríamos prontos para abrir às dez e meia e ficaríamos atrasados o dia todo, lutando para recuperar o tempo perdido.)

Eu me sentia tão culpada por não poder ajudar mais com as lanchonetes, principalmente porque fui eu que comecei o negócio, mas, quando tentei voltar ao trabalho depois do tratamento inicial do câncer, fiquei tão estressada, exausta e aflita que Brian precisou "me demitir" para proteger minha saúde e sanidade.

Ainda estava meio dormindo quando, vestido e pronto para sair, Brian se abaixou para me dar um beijo de despedida.

— Huumm, vejo você mais tarde — murmurei, afundando no travesseiro e puxando o edredom até o queixo. As manhãs de fevereiro em Indiana são particularmente frias e eu queria ficar naquele quentinho o máximo possível antes de me levantar e começar o dia também.

Pouco depois, meu devaneio sonolento foi interrompido por Stella, minha cachorrinha grande e feliz, entrando no quarto e pulando na cama, rolando e abanando o rabo, com a língua de fora, pedindo carinho.

— Olá, garota! Como está minha Stella? Teve uma boa noite? — Esfreguei sua barriga e ela rolou de costas, as patas grossas pedalando loucamente no ar. Como se tornaria costume, Brian tirou Stella da gaiola e a levou para dar uma volta antes de soltá-la dentro de casa e sair para o trabalho.

Ela soube exatamente onde me encontrar, a fonte de todos os afagos. Quando se acomodou, puxei-a para baixo das cobertas comigo e a abracei. Que jeito feliz de começar o dia! *Não quero mais sair da cama*, pensei. *Quero ficar aqui assim para sempre.*

Stella se tornou um membro da família com uma rapidez surpreendente, apesar de alguns obstáculos no caminho. Desde o primeiro dia, se mostrou uma cadela feliz e bem-humorada. Adorava fazer "zoeira" — quando Brian abria a porta da gaiola e ela disparava como uma bala de canhão, corria em círculos em volta da mobília, escorregando nos ladrilhos até cair agitando as patas. Depois levantava e começava a fazer zoeira outra vez.

A regra de Brian sobre Stella não subir no sofá durou mais ou menos quarenta e oito horas. No terceiro dia desde a sua chegada, eu estava de novo enrodilhada com ela no chão em frente ao sofá, que não era o lugar mais confortável para sentar, especialmente quando estava frio e ventoso, e minhas pernas ficaram adormecidas depois de cruzadas por tanto tempo. Brian percebeu meu desconforto e disse:

— Não é melhor ela sentar no sofá?

— Só se você achar que está tudo bem — respondi. Não queria violar todas as regras dele de uma vez, embora estivesse secretamente esperando que ele perguntasse.

— Acho que tudo bem — concordou, dando de ombros. Eu e Stella imediatamente pulamos no sofá, nos acomodamos e nos enrolamos de novo sob o cobertor. Até hoje Stella adora sofás e são o primeiro lugar para os quais vai em qualquer sala.

Cada dia com Stella era uma nova descoberta. Por exemplo, fiquei surpresa ao descobrir que ela tinha medo de coleira. A primeira vez que saí com ela, percebi que nunca havia saído para passear antes, apesar de ter sete meses. *Como era a sua vida antes de te encontrarmos?*, gostaria de perguntar a ela. *Como seus donos te tratavam?* Às vezes, queria que ela pudesse falar para contar o que havia se passado antes de ser jogada ao relento para morrer, mas outras vezes ficava feliz por não saber dos detalhes — partiria meu coração, sem dúvida.

Tive que começar do zero para ensinar Stella a andar na guia e demorou um pouco para pegar o jeito — andava na minha frente, bloqueava meu caminho, corria e parava de repente ou me cortava de um jeito que eu quase tropeçava nela.

Também levou algum tempo e empenho para ajudar Stella a superar o medo de automóveis. O medo que sentiu na SUV no primeiro dia em que a trouxemos de Rural King para casa continuou mesmo depois de estar instalada. Para resolver esse problema, eu a deixava solta na garagem, abria a porta traseira da SUV (quando o veículo não estava funcionando!) e sentava no banco de trás com uma guloseima de frango assado.

Felizmente, a paixão de Stella por frango superou o medo de automóveis. Então, quando eu mostrava a guloseima, ela pulava no banco de trás comigo. Mas só o tempo suficiente para pegar o petisco da minha mão, depois saía de novo. Cada vez que repetíamos isso, eu a fazia ficar dentro do carro comigo um pouco mais. Finalmente, quando passou a se sentir confortável entrando e saindo do carro, comecei a levá-la em pequenas viagens que foram ficando progressivamente mais longas à medida que ela se sentia cada vez mais tranquila.

Em uma das viagens mais longas, deu para sentir que o inverno do meio-oeste começava a chegar ao fim. O sol finalmente voltava a brilhar e eu estava com o rádio ligado bem alto. Enquanto cantava "Dani California", do Red Hot Chili Peppers, olhei pelo retrovisor e vi Stella sentada no banco de trás com o nariz pressionado contra a janela, observando atentamente o mundo passar.

— Ei, Stella, o que você está olhando? — perguntei e ri quando ela se virou com uma expressão interrogativa, como se estivesse se preparando para responder.

Não fosse por Stella, não estaria aqui dirigindo sem rumo, cantando a plenos pulmões com o sol aquecendo meu rosto, percebi de repente. Provavelmente, estaria sozinha em casa, no sofá e ainda de pijama, presa naquela depressão miserável da qual simplesmente não conseguia sair, querendo fazer coisas, mas me sentindo sem forças e sem ideia de como ou por onde começar.

Queria desesperadamente aproveitar ao máximo minha segunda chance pós-câncer, mas me sentia paralisada e impotente para dar o primeiro passo. Estava tão traumatizada pela experiência. E me sentindo culpada, como se fosse uma fraude, por não ser a guerreira inspiradora, sobrevivente do câncer, admirada, e em quem as pessoas poderiam se espelhar. Eu era um fracasso. Assim como na infância, achava que a vida era uma droga. Quem diria que seria necessário uma filhote de pit bull nervosa e com medo de automóveis para desanuviar minha cabeça, me tirar da escuridão e me trazer de volta à vida?

Naqueles primeiros dias com Stella, ela mostrou que tinha uma alma sensível. Adorava ir para o quarto de Caitie, onde as duas podiam se abraçar, fazer bagunça e brincar. Algumas vezes, Stella ficava tão entusiasmada que vomitava, o que não é incomum para um cachorrinho com a barriga em crescimento. Na primeira vez que aconteceu, Caitie desceu para me contar e quando subi para ajudá-la na limpeza, Stella estava totalmente perturbada, escondida no canto do quarto com a cabeça baixa, como se tivesse acabado de fazer a coisa mais horrível e imperdoável do mundo e estivesse esperando uma punição.

— Ei, Stella, está tudo bem — disse com a voz mansa, me aproximando dela devagar. Não queria assustá-la ou perturbá-la mais. — Não se preocupe, garota. Sei que não quis fazer isso. Sua barriga está um pouco estranha, só isso. Acontece com todo mundo de vez em quando.

Esperava que minha voz a acalmasse. Ela olhou para cima com seus olhos cor de âmbar tristes, pesarosos e profundos assim que estendi a mão para tocá-la, mas, antes que pudesse encostar, ela deu um salto, saiu correndo do quarto, desceu as escadas e se encolheu atrás do sofá, onde depois a encontramos tremendo e olhando para a parede.

O rosto de Caitie estava pálido.

— Desculpe, mãe — sussurrou. — Não queria deixá-la tão aborrecida.

Aproximei-me, passei o braço em volta de Caitie e dei-lhe um grande abraço, beijando o cocuruto da cabeça dela.

— Não é culpa sua, querida — assegurei. — Ela ainda é filhote, está aprendendo seus limites. Ela vai ficar bem.

Adorei o fato de Caitie e Stella terem se conectado tão rapidamente e que minha filha estivesse mais feliz, menos ansiosa ou deprimida do que nos últimos meses. Não queria que nada atrapalhasse o desenvolvimento da relação entre as duas.

Quando desci depois de limpar a bagunça, Stella ainda estava atrás do sofá. Tentei confortá-la, mas ela estava inconsolável. Finalmente, decidi que seria menos estressante para ela se apenas a deixasse ter algum tempo e espaço para si mesma e não a pressionasse para interagir. Foi só depois do jantar, quando Brian e eu estávamos sentados no sofá assistindo à tv, que Stella finalmente ressurgiu, hesitante, parecendo extremamente arrependida, de cabeça ainda baixa.

— Está tudo bem, Stella, não tem problema — falei meigamente. — Você não fez nada de errado.

Ela pareceu cética, mas finalmente pulou no sofá ao nosso lado, enrodilhando-se no espaço entre as nossas pernas e eu a afaguei suavemente, com carícias demoradas no dorso até ela finalmente relaxar.

— Queria que você entendesse minhas palavras para saber, que está tudo bem — disse a ela. — Mas, como não é possível, vou mostrar a você o que significa ser amada e cuidada, o que significa ser perdoada. Não sei o que fizeram com você no passado, mas não somos assim. Prometo que nunca vamos te machucar.

Ela olhou para mim e, apesar dos olhos tristes e ressabiados, começou a abanar o rabo, muito de leve.

Por mais fácil que Stella fosse naqueles primeiros dias, ainda tinha algumas dúvidas e perguntas por ela ser uma pit bull. Estávamos lidando com uma situação desconhecida, por isso me comprometi em garantir que fosse treinada e se exercitasse para queimar o excesso de energia. Ainda assim, me preocupava e me perguntava se sua personalidade doce e gentil não mudaria, se endureceria conforme ficasse mais velha e mais forte.

Uma vez, depois de uma nevasca no fim da primavera, estava no jardim da frente limpando a calçada quando Stella correu e atacou a pá, latindo como uma louca e tentando morder a borda de metal. Foi realmente uma cena engraçada, pois ela estava muito determinada a impedir que aquela ferramenta maligna tirasse a neve do asfalto, mas algum dia poderia não ser tão cômico. *O que aconteceria quando ela ficasse maior e muito mais forte e eu não conseguisse mais controlá-la?*

E às vezes, também, quando brincávamos de cabo de guerra com um de seus brinquedos, ela mostrava uma personalidade mais intensa, determinada a arrancar o brinquedo da minha mão. Já era muito forte e tinha apenas sete meses. *Ah, meu Deus, tenho uma pit bull,* pensei, e nenhuma das coisas que estava lendo on-line sobre a raça fez com que me sentisse melhor.

Meus temores vieram à tona algumas semanas depois, quando Brian e eu tivemos que levar Stella ao veterinário por conta de uma possível infecção na bexiga. Tiveram que ficar com ela por um tempo para tirar um pouco de urina com um cateter para fazer um exame. Não podia acreditar no quanto senti falta dela durante as poucas horas em que ficou fora. A casa ficou tão quieta e vazia. *Como consegui sobreviver sem ela?*, me perguntei. *Faz apenas algumas semanas e já não consigo imaginar não ser a mãe de Stella. Qual é o poder mágico dos cães que faz o amor acontecer tão rapidamente?*

Fiquei animada quando chegou a hora de buscá-la, mas, quando chegamos à clínica veterinária, a assistente, Josie, nos levou a uma das salas de exame com uma expressão muito séria e solene no rosto. *Ah, não*, pensei. *Por favor, não me diga que Stella está com alguma doença grave. Por favor, que ela esteja bem.*

— Marika, Brian, preciso falar com vocês — disse Josie num tom de voz baixo, fechando a porta

— Tudo bem — respondi, tentando manter a voz firme e esconder o pânico crescente em meu peito. Foi como se estivesse tendo um flashback, me lembrando de todas as horríveis consultas médicas e hospitalares quando só recebia notícias terríveis. Ter medo por Stella me remeteu àqueles momentos, desencadeando sentimentos de terror, ansiedade e impotência.

— Há algo de errado com Stella? — perguntei.

Ela franziu os lábios e deu um suspiro profundo.

— Não há uma maneira fácil de dizer isso, mas lamento informar que Stella é uma cadela muito, muito perigosa.

Suspirei.

— Ah, meu Deus! O que aconteceu? Ela mordeu alguém? Ela está bem?

— Não aconteceu nada... ainda — respondeu Josie cautelosamente. — Mas ela é uma pit bull, uma raça perigosa e imprevisível. Você e sua família não têm ideia de onde se meteram.

Ela fez uma pausa. Brian estava cético enquanto eu estava chocada demais para falar.

— Estou dizendo isso para o seu próprio bem antes que algo trágico aconteça. Antes que alguém... você, alguém da família ou outra pessoa, talvez uma criança inocente, seja ferido ou morto. Você entende que, se Stella atacar alguém, haverá um processo e você pode perder sua casa, seu negócio, seus bens, tudo? Já vi acontecer muitas vezes com cães como este. — Suspirou de novo, balançando a cabeça. — Eles parecem tão fofos e inocentes quando são filhotes, mas, depois, as coisas mudam. Você chegou a conversar com seu corretor sobre a inclusão de Stella na apólice do seguro da casa? A maioria nem fornece cobertura para cães perigosos assim...

Ela continuou falando por uns vinte minutos nos dando um sermão sobre o perigo dos pit bulls, mas eu não estava mais ouvindo; estava extremamente estressada e chateada. Preocupada por ter adotado uma pit bull, agora ouvia que todas as coisas ruins que tinha lido na mídia e on-line eram verdadeiras. *O que eu fiz? Meu Deus, o que foi que eu fiz?*

Quando Josie finalmente parou de falar, saiu para buscar Stella.

— Ah, meu Deus, Brian, o que fizemos? — perguntei. — Adotamos um cachorro que vai arruinar nossa vida. O que vamos fazer agora?

Percebi que Brian tinha recebido a notícia com calma.

— Não estou acreditando — ele respondeu. — Stella não é perigosa. Acho que Josie só está tentando nos assustar.

— Bem, está funcionando! — resmunguei.

Josie voltou para a sala com Stella na coleira ao seu lado.

— A cultura mostrou que ela tem uma infecção leve na bexiga — explicou. — O médico receitou alguns antibióticos para vocês darem a ela duas vezes ao dia junto com a comida.

Eu ouvia, mas mal conseguia registrar as palavras. Quando olhei para Stella, não vi minha linda e sorridente cachorrinha, vi um monstro, uma bomba-relógio que havíamos adotado, disfarçada da cadela mais fofa e boazinha que já conheci.

— Vem cá, Stelly, como você está? — perguntei em voz baixa, acenando para ela se aproximar. Senti um enjoo no estômago. Olhando para Stella, ela era a mesma cachorrinha meiga de sempre, abanando o rabo loucamente enquanto eu acariciava sua cabeça. Já a amava muito, mas agora tudo parecia arriscado. *O que vamos dizer a Caitie? Vai partir o coração dela. Já está ligada a Stella. Todos nós estamos.*

Eu me sentia atordoada enquanto nos dirigimos com Stella até o estacionamento, abrimos a SUV e a fizemos pular no banco de trás.

— Aí está... essa é minha menina — tranquilizei-a enquanto fechava a porta. Ela olhou para mim, os olhos brilhantes e a língua pendurada em seu sorriso de cachorro, mas eu mal conseguia encarar seu olhar amoroso e confiante. *Nunca mais vou conseguir olhar para ela do mesmo jeito*, pensei.

Assim que sentei no banco do passageiro, Brian ligou o motor e saiu do estacionamento. Meu coração doía e minha cabeça girava. *Meu Deus, e agora? E agora?* Estava mais do que perturbada. Tinha trazido aquele fardo pesado para dentro de casa, colocando a família e tudo que eu amava em risco, e agora ela vai ter que ser vigiada pelo resto da vida. Era o pior erro que eu tinha cometido. Queria que nunca tivéssemos feito isso. Queria que nunca tivéssemos adotado Stella.

Capítulo Seis
Stella faz mágica

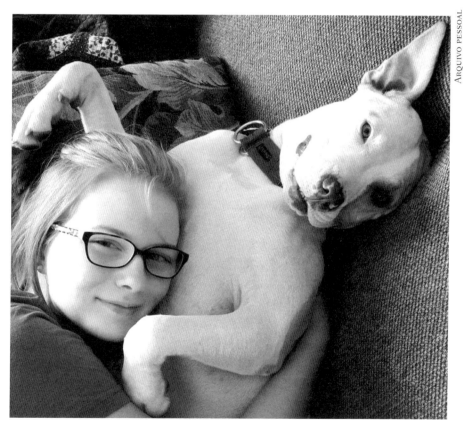

Hora do aconchego. Caitie e Stella.

Primavera de 2016

O trajeto da clínica veterinária até em casa durou uma eternidade, mal notei qualquer um dos marcos ou pontos turísticos familiares pelos quais passamos ao longo do caminho. Estava perturbada com as palavras de Josie rodopiando em minha cabeça numa espiral sem fim: *Um cachorro muito perigoso. Fardo. Ferimentos. Seguro.* No entanto, quando me virei e olhei para o banco de trás, só vi Stella, minha Stella, com os olhos cor de âmbar e a expressão meiga, a mesma cachorrinha linda por quem me apaixonei.

— Não se preocupe. — Brian tentou me animar quando paramos num semáforo. — Josie deve dizer isso pra todo mundo, seja o cachorro perigoso ou não. Só querem se garantir. Vamos ficar de olho em Stella. Vai dar tudo certo.

Apreciei a confiança de Brian, ele não teria dito isso se não fosse sincero — se realmente acreditasse que nossa família estava em perigo, seria o primeiro a insistir em devolver Stella à Pit Bull Coalition, independentemente do quanto ela já fizesse parte do nosso lar e dos nossos corações.

— Você deve ter razão. Só não quero ter esse ponto de interrogação constante pairando sobre a nossa cabeça. — Suspirei. — Não quero ficar sempre prendendo a respiração esperando que, de repente, Stella mostre uma personalidade diferente.

De repente, percebi como era um medo semelhante ao que sentia desde que terminei o tratamento do câncer. *Agora está tudo bem, mas por quanto tempo? Quando a frágil sensação de paz vai desabar?* Eu me preocupava se ficaria doente de novo e agora tinha que me preocupar com minha cachorrinha meiga e amorosa se transformando num monstro, nos atacando ou a outra pessoa. *Parece que não consigo respirar aliviada...*

Mais tarde naquela noite, estávamos em casa, Caitie e eu vendo TV tranquilas na minha cama, com Stella aninhada aos nossos pés. Stella ainda estava um pouco grogue da anestesia que tinha tomado no veterinário, mas, no geral, parecia bem. *Essa é a minha Stella,* pensei. *E ela não fez nada de errado. Não merece que eu olhe para ela de forma diferente só por causa do que Josie disse.*

Olhei para o relógio.

— Caitie, está ficando tarde. É hora de Stella ir para a cama — eu disse, sonolenta. — Você pode levá-la para a gaiola?

— Claro.

Caitie se sentou, estendeu o braço para pegar Stella pela coleira quando Stella virou a cabeça e abriu a boca mostrando os dentes. Um pequeno gesto, mas claro em significado e intenção. Caitie rapidamente puxou a mão e ficou com uma expressão chocada no rosto. Duvido que Stella quisesse fazer algum mal; a maioria dos cães não gosta de ser agarrada pela coleira e Stella devia estar cansada e irritada por causa do anestésico, mas a reação me aterrorizou, revolvendo meus piores temores.

— Você! Vá pra cama agora mesmo! — ordenei a Stella. — Neste minuto! — Ela não estava acostumada a me ouvir usar aquele tom de voz e deve ter ficado chocada, pois se levantou, pulou da cama, correu escada abaixo e entrou na gaiola, onde se deitou com uma expressão triste, o focinho apoiado entre as patas.

Agora vou ter que me preocupar com tudo, pensei amargamente. *Vou ter que monitorá-la com muita atenção, independentemente de onde estivermos ou do que ela estiver fazendo. Como vou voltar a confiar nessa cachorra?*

Tive dificuldade para adormecer naquela noite, tão consumida estava pelas preocupações com Stella e, quando finalmente adormeci, já quase de manhã, fui atormentada por pesadelos.

No sonho, estou sozinha, dirigindo por uma estrada rural escura e de terra com apenas um carro na minha frente, quando um cachorro salta do mato ao lado da estrada e dispara pela pista da direita. Cantando pneus, o carro da frente dá uma freada no acostamento, quase atropelando o cachorro. Paro e assisto com horror enquanto a cena se desenrola em câmera lenta. O cachorro, momentaneamente atordoado, se recompõe e sai trotando, ileso. Solto um suspiro, finalmente recuperando a respiração.

O motorista se vira, suponho que para ajudar, mas a maneira como ele sai do carro, deixando o motor ligado, mostra que sua intenção é muito mais sinistra. Ele vem na minha direção, mas logo engato a marcha e saio correndo. Uau — essa foi por pouco, considero. Mal tinha parado de tremer quando olho no retrovisor e vejo faróis brilhando através da neblina, a distância, mas se aproximando em alta velocidade. É ele. Sei que é ele...

O carro me segue durante todo o caminho de volta para casa. Paro na garagem, salto para fora do carro, corro para dentro e tento trancar a porta, mas ele está do outro lado, agarrando a maçaneta, batendo forte e empurrando a porta. Lutamos, mas é tarde demais, não consigo impedir, ele está entrando. Não tenho escolha a não ser fugir. Quando me dou conta, fui jogada no chão perto da cama. Stella! Ela está aqui, irritada, rosnando para o homem.

Ele fica de pé sobre mim e tento lutar com ele. Num piscar de olhos, Stella dá um bote nele, mordendo seu peito. Furioso, o homem a empurra com o braço, derrubando-a no chão. Ela gane de dor.

— Sai daqui, Stella! Sai! Vai embora! — grito. — Foge! Estou com medo de que o homem a machuque. Se não posso me salvar, por favor, Deus, pelo menos me deixe salvar Stella...

O pesadelo foi interrompido quando abri os olhos e acordei com um sobressalto, em casa, na minha cama, o coração batendo forte e a cabeça girando. Agarrei-me aos lençóis para me acalmar e respirei fundo várias vezes tentando me tranquilizar. O sonho foi tão real, tão presente, que lutei para emergir de seu peso opressor tentando voltar à realidade. *Por que ainda estou tão atormentada?*, pensei. *Quando os pesadelos vão acabar?* Se não sonhava com a doença, sonhava com ataques ou com outros eventos terríveis. Pensei que agora que estava em casa e saudável não me sentiria tão vitimizada, mas ainda continuava acordando com medos e ansiedades que ameaçavam me consumir.

De repente, os pensamentos sombrios foram interrompidos por uma melodia de quatro patas, unhas arranhando o chão da cozinha, fazendo alguns círculos entusiasmados e disparando escada acima. Brian devia ter acabado de voltar da caminhada matinal com Stella, pois, momentos depois, ela entrou correndo no quarto e pulou na cama ao meu lado.

— Bom dia, Stella. Como está minha garota hoje?

Ela ofegou feliz, colocando a língua pra fora e abanando o rabo, rolando para pedir uma massagem na barriga. O pesadelo voltou para um canto recôndito da mente enquanto Stella consumia toda a minha atenção. Não havia como ficar assustada ou ansiosa, deprimida ou com medo com aquela cachorra linda e bobona na minha cara demonstrando nada além de afeto e amor. Quando ela se acalmou, abracei-a e me aninhei no seu pescoço, aconchegando-me sob as cobertas. A manhã de repente ficou um milhão de vezes mais brilhante.

Não tinha esquecido o que Josie disse sobre Stella ser perigosa, mas outra voz dentro de mim argumentou: *Não deixe Josie estragar sua alegria. Você conhece Stella, mesmo que esteja com ela há pouco tempo. Você está com ela todos os dias, o tempo todo. Esta cachorra que você está segurando nos braços não é um animal perigoso e nunca será.* Senti-me muito melhor que no dia anterior. Ainda assim, estava empenhada em ser uma mãe responsável para Stella e continuaria a cuidar dela com muita cautela. Faríamos todo o possível para garantir que essa cachorra e nossa família não se tornassem outra triste estatística.

Algumas semanas depois, estava tudo indo tão bem com Stella que concordamos em abrigar Belle, outra cadela da Pit Bull Coalition de Fort Wayne, só por uma noite, quando a mãe adotiva de Belle teve que sair da cidade repentinamente por conta de uma emergência familiar. Stella e Belle se deram muito bem juntas, provocando uma à outra, zoando e brincando de pega-pega.

Stella tinha um instinto natural de "irmã mais velha" e comecei a pensar que talvez pudéssemos cumprir nossa parte abrigando outros cães necessitados. Stella já havia trazido tanta alegria para nossa vida que achei que deveríamos compensar isso. *Será que esta era a minha missão?*, me perguntei.

Seria isso o que deveria fazer com minha segunda chance na vida, trabalhar para ajudar animais necessitados junto com pessoas que os amam?

No dia seguinte, fui com Stella deixar Belle com sua mãe, que tinha acabado de voltar para casa. Megan estava conosco, um dínamo de cabelos castanhos e olhos azuis, estudante de direito e também presidente da Pit Bull Coalition de Fort Wayne. Além disso, Megan também era gerente da clínica veterinária onde Josie havia feito a terrível previsão sobre o futuro de Stella.

Andei com Stella no mesmo passo que Megan caminhava com Belle, seguindo uma trilha entre as árvores atrás do prédio onde os cães podiam fazer algum exercício antes de deixarmos Belle em casa. Sempre me dei bem com Megan, então aproveitei a oportunidade para perguntar sobre o que Josie havia nos dito a respeito dos pit bulls.

— Megan, adoraria ouvir sua opinião sobre algo que está me incomodando — comecei, escolhendo as palavras com cuidado. — Quando eu e Brian levamos Stella para a clínica algumas semanas atrás, por causa de uma possível infecção na bexiga, Josie fez uma preleção, falando sem parar sobre como os pit bulls são perigosos e imprevisíveis e dizendo que estávamos pondo toda a nossa família e nossa casa em risco com a adoção de Stella. Saí de lá bastante abalada, devo admitir. Você acha que ela pode estar certa?

Megan parou de andar e puxou Belle pela guia para ela ficar mais perto.

— Ah, Marika, sinto muito que ela tenha dito isso. Gostaria que você tivesse me contado antes. Josie foi demitida... ela não trabalha mais na clínica.

— Sério? Não pelo que ela...

— Não, não, não pelo que ela disse a vocês — respondeu ela rapidamente. — Já estávamos tendo problemas havia algum tempo. Ela tinha um padrão de comportamento de transmitir aos clientes as próprias opiniões, não as dos veterinários. A avaliação não foi baseada em Stella, mas em estereótipos. Por tudo que vi, você não tem nada com o que se preocupar.

— Puxa, gostaria de ter sabido disso antes! — Minhas palavras saíram atropeladas. — Achei que Josie estava tentando ser útil. Imaginei que estava falando a partir de uma experiência pessoal com pit bulls. Não fazia ideia.

Senti um enorme peso sair dos meus ombros e em seguida um profundo arrependimento. *Desculpe, Stella. Desculpe por duvidar de você.* Agachei-

-me na grama úmida e Stella veio trotando em minha direção, me cutucando e lambendo minha mão. Dei a guloseima que estava escondendo, ela engoliu e me olhou pedindo mais. Encarei seus olhos cor de âmbar brilhantes e percebi que, pela primeira vez desde o encontro com Josie, estava vendo de novo a verdadeira Stella, a cadela por quem tinha me apaixonado e que adotei poucos minutos depois de conhecer.

Afaguei sua cabeça e cocei atrás de suas orelhas.

— É uma experiência de aprendizado pra nós duas — falei. — Você está aprendendo a fazer parte da nossa família e estou aprendendo a superar meus medos e noções preconcebidas sobre pit bulls, deixando de lado o que li na mídia e on-line e enxergando você exatamente como é; te amando, aceitando e abraçando como a cachorra do jeitinho que você foi feita. Prometo ser uma mãe melhor de agora em diante.

Uma das coisas mais extraordinárias que aconteceram depois que adotamos Stella foi o efeito em Caitie, minha filha brilhante, linda e sensível. Caitie ficou muito mal com o meu diagnóstico de câncer, e, durante o tratamento e a recuperação, eu estava tão focada em tentar continuar viva para minha filha que perdi a noção de como estar apenas presente para ela, não como uma "mãe doente", mas como uma mãe normal. Nosso contato foi ficando cada vez mais difícil, principalmente porque estar no Arizona significava estar física e geograficamente muito longe. Por fim, decidi tentar uma nova estratégia: em vez de me esforçar tanto para me conectar com ela, optei por recuar, dar-lhe algum espaço e deixá-la vir até mim. Durante todo aquele período, Caitie foi para um lugar muito escuro, mas não percebi o quanto era tenebroso até ser quase tarde demais.

Caitie nasceu em janeiro de 1999 em Fort Wayne, dois anos e meio depois de Carly, minha primeira filha. Caitie era um bebê adorável, com olhos grandes, redondos e verde-azulados muito compenetrados e curiosos, ansiosos para ver tudo e assimilar o mundo ao redor. Era muito inteligente, adorava quebra-cabeças e trabalhos manuais e aos quatro anos já sabia ler sozinha e, mais tarde, devorava todos os livros do Harry Potter assim que eram publicados. Quando chegou a hora da pré-escola, já estava muito além das outras crianças e, quando passou pelo teste, a escola queria avançar não só uma, mas duas séries. Mas preferi que não fosse muito mais nova que os colegas de classe, não queria que aquela garota sensível e curiosa sofresse tanta pressão.

Conforme foi crescendo, Caitie sempre sentia as coisas profundamente e levava tudo muito a sério. Tinha acabado de completar quatorze anos quando fui diagnosticada com câncer, uma idade terrível para uma menina ter esse tipo de notícia. Nos dias e semanas que se seguiram, ela ficou deprimida e desligada emocionalmente. Tentei muito me aproximar, mas não sabia o que dizer ou fazer para ajudá-la. Não era como quando era criança que, ao se machucar, um beijo e um sorvete melhoravam qualquer dodói. Ela estava assustada e confusa, e eu também. Suas notas, sempre excepcionais, começaram a cair e Caitie passou a ter problemas nas aulas. Tentamos ajudar, oferecemos apoio e aconselhamento, mas ela sempre nos rejeitava.

Lembro-me até hoje de uma conversa em particular. Fiquei tão frustrada com o fato de Caitie não se comunicar comigo, não querer se abrir e nos deixar ajudar que, afinal, acabei dizendo:

— Olha, sou sua mãe. Eu te amo. Sempre vou te amar, de qualquer jeito. Mas, pra isso funcionar, você também precisa investir no nosso relacionamento. Se você estiver disposta a trabalhar comigo, vamos por um caminho; se não, o caminho vai ser outro. Depende de você como vai funcionar.

Caitie deu de ombros e resmungou em voz baixa:

— Tanto faz. — E me olhou, mal conseguindo fazer contato visual, com aquela carranca que todo pai de adolescente conhece muito bem.

Secretamente, me preocupava que Caitie estivesse destinada a ser introvertida e medrosa, como o pai. Não tinha certeza do quanto a mudança de personalidade era genética devido à adolescência — hormônios, meninos, professores, notas, pressão de colegas — e o quanto era resultado de eu estar doente. *Será apenas uma fase ou vai ser assim no longo prazo?*, me perguntava. *Esta que vejo agora será a verdadeira Caitie, e não aquele bebezinho alegre que eu tanto amo?*

Na primavera de 2015, quando tomei a difícil decisão de ir a Scottsdale para fazer mais um tratamento, sabia que seria difícil não somente para mim, mas para toda a família. Nessa época, Carly estava na faculdade, na

Universidade de Indiana, e Brian precisava ficar em Fort Wayne para administrar nossas lanchonetes. Caitie, então com dezesseis anos, não ia muito bem nem na escola nem fora dela. Estava tão avançada que no primeiro ano do ensino médio já estudava matemática de nível universitário, mas os cursos eram difíceis e as notas não eram ponderadas, por isso sua média ficou empacada.

Fiquei preocupada que estivesse fadada ao fracasso na escola e que, apesar de ser uma aluna talentosa, acabasse até abandonando os estudos. Sem saber mais o que fazer, decidimos que seria melhor ela ir morar com Don enquanto eu estivesse no Arizona, em vez de ficar com Brian.

— Seu pai vai dar a estrutura de que você precisa — disse a ela. — Você vai estabelecer uma rotina com ele, as coisas serão mais fáceis. Ele vai ajudá-la a manter o rumo.

Esperava que Don pudesse recuperar a normalidade para Caitie, proporcionando alguma estabilidade enquanto eu estivesse tão longe. Partiu meu coração deixá-la, assim como Brian, Carly, nossa casa, nosso negócio e tudo mais, mas estava convencida de que morreria se não fizesse o tratamento no Arizona. *Não posso ser uma mãe se estiver no túmulo*, raciocinei. *Primeiro, preciso salvar minha vida para depois salvar minha família.*

Durante os sete meses no Arizona, raramente tive notícias de Caitie e, nas poucas vezes em que nos falamos, as conversas eram estranhas, tensas e superficiais. Resolvi continuar dando a ela algum espaço sem pressioná-la a se envolver comigo; parecia ser o que ela queria e o que mais precisava naquele momento. Eu estava totalmente enganada.

Era uma linda e ensolarada manhã de domingo de outubro e eu estava na igreja em Scottsdale com meus novos amigos, Betsy e Randy. Deixei o celular desligado durante a missa e, quando o liguei, vi que havia perdido três ligações de Don. Meu coração veio imediatamente à boca. *Ah, não*, pensei. *Don nunca me liga. Deve haver algo errado.*

Minha mão tremia quando retornei a ligação. Ele atendeu ao primeiro toque.

— Don... é a Marika. Algum problema? — Tentei controlar o pânico crescente enquanto Betsy e Randy olhavam preocupados.

— É a Caitie. Encontrei um bilhete... na cozinha.

— Que bilhete? — Meu coração batia forte na garganta. Nunca tinha ouvido Don tão abalado e fiquei apavorada.

— Parece um bilhete de suicídio. — Suas palavras saíram numa torrente confusa e nervosa. — Marika, não sei onde ela está.

— O quê? — falei ofegante.

— Eu ouvi quando ela chegou em casa e fez alguma coisa na cozinha. Depois, ela disse "tchau" e ouvi a porta da frente fechar. Então pegou o carro e foi embora. Quando fui até a cozinha, encontrei o bilhete no balcão dizendo: "Não estou à altura do que esperam de mim. Não consigo mais fazer isso".

Minha cabeça começou a girar enquanto eu lutava contra cenas horríveis do carro dela numa vala ou dela com os pulsos cortados ou o corpo fraturado e ensanguentado no concreto depois de uma queda de vários andares.

— Já tentou ligar pra ela? Ela não está atendendo?

— Ela está sem telefone — respondeu Don, perturbado. — Tirei o celular dela como castigo pelas notas do último boletim.

Ai, meu Deus. Minha filha é suicida e não temos como entrar em contato com ela. Além disso, estou a dois mil e quinhentos quilômetros de distância. Era o meu pior pesadelo se tornando realidade — preferia ter uma centena de cânceres do que algo acontecer com uma das minhas filhas.

— Você precisa encontrá-la, Don. De qualquer jeito! — gritei ao telefone e desliguei. *Preciso ligar para Brian,* pensei. *Ele vai saber o que fazer.* Brian vinha sendo minha âncora nos piores momentos e agora eu precisava dele mais do que nunca.

Expliquei rapidamente para Betsy e Randy o que estava acontecendo e liguei para Brian com dedos trêmulos. Ele atendeu no segundo toque.

— Brian, a Caitie. — Eu estava tão sem fôlego que mal conseguia pronunciar as palavras. — Ela deixou um bilhete de suicídio com Don e ninguém sabe dela. Está sem telefone.

— Não se preocupe. Vou encontrá-la. Prometo. — Ele pareceu tão calmo e confiante. Sempre o meu porto seguro. — Ligo assim que tiver notícias. Fique firme. Vou encontrar Caitie.

Quando desligamos, sabia que Brian não iria descansar até que Caitie estivesse segura — ele a amava como se fosse sua filha — e por um breve momento consegui respirar novamente.

Betsy e Randy viram o estado em que me encontrava e correram para ajudar. Eu estava prestes a desmaiar quando Betsy me levou até um banco e me sentou enquanto Randy foi buscar água.

— Betsy, o que eu vou fazer? — Eu me esforcei para conter o choro. — Não posso perder Caitie. Simplesmente não posso. — Fiz um milhão de orações naquele momento: *Por favor, Deus, por favor, faça minha filha estar bem. Por favor, faça Brian encontrar Caitie sã e salva.*

Betsy sentou-se ao meu lado, passou o braço em volta do meu ombro e encostou a cabeça na minha, embalando-me suavemente e me abraçando.

— Está tudo bem — sussurrou —, Brian vai encontrar sua filha.

De repente, meu telefone tocou. Olhei e era o número de Brian. Atendi rapidamente, tão afobada que quase deixei o telefone cair.

— Brian! O que aconteceu? — Não era possível que ele já tivesse encontrado Caitie. Tínhamos acabado de desligar.

— Mãe? — A voz era tímida, assustada, entrecortada, sem fôlego.

— Caitie? Onde você está? Está tudo bem? — *Caitie está viva, ela está falando. Obrigada, meu Deus. Seja qual for o problema, vamos lidar com ele desde que minha filha esteja viva.*

— Tudo bem, mãe. Estou com Brian. — Começou a chorar.

Não consegui arrancar muito dela, mas parece que assim que Brian saiu correndo para procurá-la, Caitie estacionou na garagem. Dirigiu por algum tempo depois de deixar o bilhete na casa de Don, assustada, confusa e sem esperança, derrotada pela depressão e angústia que vinha lutando para controlar. Ela não queria morrer, mas não sabia mais o que fazer. Estava sofrendo muito e só queria fugir. A vida tinha se tornado insuportável. Procurou Brian porque também via nele um porto seguro. Ele poderia ajudá-la. Assim que saiu do carro, Brian passou o telefone para ela me ligar e dizer que estava bem.

— Eu te amo, Caitie, eu te amo muito — repeti várias vezes, chorando muito e aliviada. — Preciso de você. Sei que está sendo difícil, mas, por favor, aguente. Vamos fazer uma promessa uma à outra... se você aguentar mais um dia, eu também vou aguentar. Vou pra casa no mês que vem. Vamos aguentar mais esses dias. Vamos combinar de aguentar até o Dia de Ação de Graças. Prometo que as coisas vão melhorar.

Ela me prometeu que aguentaria dia após dia até nos reencontrarmos no Dia de Ação de Graças. Conversamos um pouco mais, mas àquela altura estávamos tristes demais. Para mim, foi o suficiente ouvir sua voz e sua respiração entre as palavras. *Minha filhinha está viva. Vamos ficar bem.* Quando Brian voltou ao telefone, implorei:

— Cuide dela. Por favor. Ela está muito fragilizada.

— Não se preocupe — garantiu ele. — Não vou tirar os olhos dela.

Ao desligar o telefone, senti uma mistura de alívio incrível e raiva intensa. Não estava com raiva de Caitie; estava com raiva do câncer. Essa maldita doença quase me custou a vida e agora quase me custou a vida da minha filha. A doença causou tantos estragos e transtornos na vida dela que ela considerou acabar com tudo. *O que mais você vai tirar de mim? O que mais você vai fazer para arruinar minha vida?*, me enfureci. Tinha deixado minha família em Indiana e ido para o Arizona na esperança de melhorar e agora me perguntava se não tinha sido pior, para mim e para todos.

Percebi também que a abordagem "sem intervenção" para os problemas de Caitie e a decisão de esperar que me procurasse em vez de ir até ela não valia o risco. Jurei ligar com mais frequência e me empenhar mais para me aproximar, para ela saber o quanto a amava e me preocupava com ela, mesmo quando me repelia ou rejeitava. Mas continuei preocupada. *Será que a distância entre nós ficou tão grande que nunca vamos conseguir eliminá-la? Será que perdi minha filha para sempre, não para o suicídio, mas para os efeitos do câncer e por estar tão longe quando ela mais precisava de mim?*

Quando voltei do Arizona, mantive o compromisso de ficar mais perto de Caitie, mais envolvida com sua vida cotidiana, porém foi difícil. Parecia que não nos conhecíamos mais, que as conversas, quando aconteciam, eram artificiais, estranhas, como se tivéssemos medo de dizer o que realmente sentíamos por não querer incomodar a outra.

O relacionamento com Caitie poderia ter prosseguido naquele caminho lento e triste em direção ao estranhamento total, mas algo mudou e esse algo foi Stella. De repente, tínhamos aquela cachorrinha em comum. Agora Caitie entrava no meu quarto de manhã quando eu estava abraçando Stella e deitava na cama entre nós. Assim, podíamos conversar facilmente sobre tudo e qualquer coisa ou sobre absolutamente nada. De repente, estava compartilhando um espaço de intimidade e proximidade com minha filha de novo, valorizando momentos preciosos, sutis e silenciosos, e nunca mais me senti estranha porque tínhamos aquela cachorra bobona entre nós para desviar a atenção se a conversa ficasse muito intensa. Stella foi a cola que nos uniu e que ajudou a resgatar nosso relacionamento.

Obrigada, Stella, pensei muitas vezes quando nós três nos aconchegávamos na cama, aquecidas, seguras e ternas sob as cobertas. *Obrigada por me ajudar a ser uma mãe melhor e por me devolver minha filha. Ainda temos muito trabalho de cura a fazer, mas você está nos ajudando a chegar lá.*

Capítulo Sete
Booker e Cena

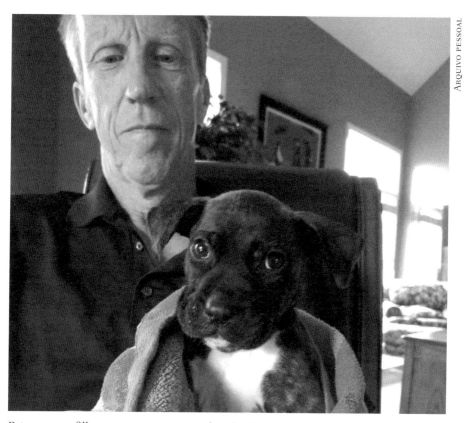

Brian com a filhote provisoriamente adotada, Cena, primavera de 2016.

Primavera de 2016

Depois que Megan, da Pit Bull Coalition, me garantiu que Stella não era um cachorro perigoso, pude voltar a curtir Stella, curtir Stella apenas como Stella, uma cachorrinha naturalmente feliz e indisciplinada, sem me preocupar com qualquer mudança repentina de personalidade que a tornasse violenta e fora de controle. Mesmo assim, nenhum cachorro era totalmente previsível em termos de comportamento e quanto melhor adestrássemos Stella, melhor seria para ela e para nós a longo prazo. Continuei cautelosa e cuidadosa com ela, gastando muito tempo e energia em exercícios e treinamento, certificando-me de que entendia as regras e os limites que estabelecemos para ela.

Por mais que adorasse trabalhar comandos e adestramento sozinha com Stella, acreditava que havia mais a ser feito. Mostrei a Brian o site do Fort Wayne Obedience Training Club.

— Quero levar Stella nesse lugar — falei. — Eles têm um treino de obediência para iniciantes com duração de oito semanas para cães com mais de seis meses para ensinar o básico: sentar, deitar, andar na guia, vir quando for chamado e assim por diante. Quase tudo que ela já sabe, mas acho que seria muito bom esse tipo de reforço e também para eu poder ter certeza de que a estou treinando da maneira correta.

Brian concordou.

— Parece uma boa ideia. Posso ir com você se quiser.

Uau! Não esperava que ele se oferecesse para ir junto comigo, mas fiquei tão feliz. Brian já trabalhava tanto, passava tantas horas administrando as lanchonetes que mal consegui acreditar que fosse abrir mão de um tempo precioso em que poderia estar relaxando em casa, assistindo a jogos de basquete ou a reprises da série de TV M*A*S*H, para se dedicar a mim e a Stella. *Ele está fazendo isso por mim*, pensei. *Para passarmos mais tempo juntos.* Eram pequenos gestos como esse que me faziam amá-lo ainda mais do que já o amava, o que quer dizer muito.

As aulas eram ministradas nas noites de terça-feira, às dezenove horas, no edifício Home Loan no condado de Allen Fairgrounds, em Fort Wayne. Estava muito animada enquanto dirigíamos para a primeira sessão, com Stella calmamente sentada sobre as patas traseiras no banco de trás da SUV. Não queria ser uma daquelas mães arrogantes, mas não podia deixar de pensar: *Minha cachorra é brilhante! Com certeza vai ser uma aluna nota dez!* Imaginei-a se formando como a melhor da classe.

Enquanto eu e Brian andávamos com Stella pelo tranquilo recinto de feiras naquela noite fria do início da primavera, lembrei-me de como aquele lugar ficava agitado no fim de julho, quando a Allen County Fair estava a todo vapor, com o clima animado do festival, os sons e a música, a roda-gigante, o carrossel, a casa de espelhos, tudo iluminado com néon piscando e o cheiro forte e delicioso de algodão-doce, bolinho de massa frita e milho cozido. Mas, naquela noite, fora da temporada, o espaço da feira era quase fantasmagórico, escuro e empoeirado, com o vento assobiando pelos pavilhões de concreto vazios.

Eu e Brian caminhávamos de braços dados, e apoiei a cabeça em seu ombro e suspirei. Quando estava no Arizona, só conseguia sonhar com momentos como esse, tão comuns, como andar pelo parque de diversão com meu marido ao meu lado. *Foi uma longa jornada de volta. E agora ainda tenho Stella para tornar tudo melhor.*

O Home Loan estava localizado no lado oeste do pátio das feiras, próximo aos locais de exposições agrícolas e em frente aos currais e celeiros. Era um lugar limpo, simples e com poucas distrações, tornando-o perfeito para o treinamento de cães.

Assim que Stella avistou seus colegas de classe, os outros cães do grupo, ficou tão animada que começou a correr para a frente e para trás, gritando, choramingando e se comportando como uma louca.

— Ah, meu Deus, o que estamos fazendo aqui? — perguntei, e Brian e eu demos risada. — Nossa cachorrinha é louca? — *Talvez ela não seja uma aluna nota dez, afinal...*

Felizmente, Stella logo se adaptou à atmosfera de alta energia da classe e tornou-se uma aluna exemplar, exatamente como eu esperava. A área de adestramento do clube foi dividida em duas metades. De um lado, havia o treino de obediência para iniciantes, com Stella e seus colegas, enquanto do outro lado, havia o treinamento de agilidade, com cães mais avançados. Stella ficou muito animada observando os cães no treino de agilidade, pulando barreiras, subindo em paredes e percorrendo a pista de obstáculos, tudo em velocidade frenética. Stella pulava, latia e olhava para mim como se perguntasse: "Por que não estamos daquele lado, mãe? Por quê? Quero estar lá!".

O treinamento de Stella não se limitou apenas à sala de aula. Também trabalhava duro com ela todos os dias em casa, entre as sessões, refinando seu comportamento e dominando os comandos. A comida que Stella mais gosta no mundo é frango cozido, então aprendi a incorporar isso ao treinamento, usando como incentivo e recompensa. Cada vez que ela realizava uma tarefa corretamente, recebia um pedacinho de frango em troca.

Quando Stella se formou no treino de obediência de oito semanas, nós a deixamos fazer uma corrida no treino de agilidade como presente de formatura. Ela aproveitou ao máximo, correndo de um lado para outro e fazendo a maior zoeira, apesar de não superar todos os obstáculos ou seguir o trajeto exatamente como projetado.

O treino de obediência foi ótimo, pois fez com que Stella socializasse com outros cães e com outras pessoas ao mesmo tempo em que aprendia novas habilidades e ganhava confiança. As aulas também me ajudaram, dando-me mais um motivo para sair de casa, me livrar do medo e voltar ao mundo das pessoas e dos cães. Mas não me interpretem mal — eu ainda tinha dias ruins e momentos difíceis, especialmente quando pensava em tudo que perdi enquanto estava doente, o tempo precioso com minha família, que nunca mais recuperaria. E ainda estava lidando com o medo e a ansiedade em relação a uma reincidência do câncer, além da culpa por não estar realizando muitas coisas com a minha segunda chance nem expressando gratidão suficiente por ter sobrevivido ao esbarrão com a morte.

Diga-me o que eu deveria estar fazendo, perguntei ao universo. *Qual é o meu grande plano? Qual é a minha paixão? Por favor, me dê um sinal e eu o seguirei. Quero retribuir enquanto posso.*

Nos piores dias, nem tinha vontade de levantar, aí lá vinha Stella subindo a escada e indo para minha cama, me bombardeando com beijos e abraços, tão feliz e animada para enfrentar o mundo. Talvez eu não tivesse vontade de ir a lugar algum naquele dia, mas Stella me levou a querer fazer o que era melhor para ela, me tirava da cama e me fazia me mexer, mesmo quando escovar os dentes parecia uma luta.

O outro resultado maravilhoso das aulas de adestramento de Stella foi que Brian e eu passamos mais tempo juntos como casal. Como a aula começava às sete da noite, a gente transformava a noite num programa, saindo para jantar e fazer coisas. Começamos a nos reaproximar como marido e mulher, a interagir não como um casal enfrentando o câncer, mas como um casal com uma filhote grande e cheia de energia aprendendo a ser uma cadela melhor. *Stella me devolveu Caitie*, pensei. *E agora está me devolvendo Brian também. O que mais essa garota pode fazer?*

Fiquei tão profundamente impactada com as mudanças positivas que Stella trouxe à minha vida que tomei providências para certificá-la como AAE, ou Animal de Apoio Emocional, permitindo que fosse a mais lugares comigo e me ajudasse a lidar com situações estressantes. Tenho lidado com ansiedade, ataques de pânico e estresse pós-traumático a maior parte da vida, mesmo antes do diagnóstico de câncer, e os problemas só pioraram depois da doença e enquanto lutava para me recuperar.

Nunca pensei que um cachorro pudesse me ajudar nisso e, realmente, não adotei Stella por esse motivo. Mas assim que comecei a trabalhar com ela e a passar tanto tempo ao seu lado, percebi que só sua presença já ajudava a me acalmar e eu conseguia controlar melhor a ansiedade e o medo quando ela estava ao meu lado. Era uma boa distração, e me concentrar mais nela e nas suas necessidades imediatas me desviava de prestar atenção na escuridão e em pensamentos aflitivos que tantas vezes passavam pela minha cabeça como um trem de carga desgovernado.

Assim que comecei a levar Stella comigo a lugares públicos como parte do treinamento como AAE, fiquei impressionada com a forma como as pessoas reagiam. Stella se tornou uma das clientes favoritas do supermercado

Kroger local, onde os funcionários saíam de trás do balcão para dizer um alô e dar guloseimas especiais para ela.

Em uma dessas idas ao Kroger, abordei três gerentes de seções no departamento de produção para agradecer pela hospitalidade e por nos fazer sentir tão bem-vindas à loja.

— Adoramos quando ela vem — disse o homem calvo mais velho e de óculos enquanto se abaixava para acariciar Stella.

— Na verdade, o nome dela foi mencionado numa reunião de equipe na semana passada — acrescentou ansiosamente o colega mais jovem.

— É mesmo? — perguntei, surpresa. — Espero que tenha sido por algo bom!

— Foi, sim — confirmou o primeiro. — Ela traz uma vibração muito positiva para o lugar.

Ouvir isso tocou meu coração. Stella iluminou minha vida, mas agora também levava alegria a outras pessoas. Estava aprendendo como os cães podem derrubar barreiras entre as pessoas, fazer com que se conectem quando normalmente não o fariam. O amor quase universal que as pessoas sentem pelos animais pode ajudar a preencher lacunas sociais e pessoais que tantas vezes nos mantêm separados.

Mas também achei graça no dia em que percebi o verdadeiro impacto causado por Stella. Estava voltando para casa de um compromisso, sem ela, e passei no Kroger para comprar alguma coisa para o jantar. Parei na seção de carnes para dar um oi, mas o açougueiro favorito de Stella me olhou com uma expressão confusa.

— Sou eu, Juan... Marika. — Cheguei mais perto da vitrine para ele me ver melhor.

— Desculpe, mas nós nos conhecemos? — Ele estava um pouco constrangido enquanto pesava um bife em cubos para um cliente.

— Sou eu. Marika. Você me conhece... a mãe da Stella...?

— Ah! Ah! A mãe da Stella! — O rosto dele se iluminou, feliz em me reconhecer. — É claro! Tudo bem? E onde está a nossa Stella hoje? Não está doente, está?

Expliquei que Stella estava bem, me esperando em casa. Ele me deu de presente "algo especial" para levar a ela, e saí da loja balançando a cabeça e pensando: *Eu e Stella passamos por aqui quase todos os dias, trabalhando no treinamento. Converso com Juan várias vezes por semana, e ele não me reconhece sem Stella ao meu lado. Stella se tornou meu canal de interação humana. As pessoas são inspiradas a se abrir e a interagir mais quando a conhecem. É o poder dessa cachorrinha maravilhosa.*

Quanto mais alegria Stella trazia para nossa vida, mais eu procurava maneiras de retribuir. Deveria haver algo que eu pudesse fazer para ajudar outras pessoas e animais a obter os mesmos benefícios que eu por ter adotado Stella. Foi quando vi que a Pit Bull Coalition de Fort Wayne estava procurando voluntários para acolher cães temporariamente. Não conhecia muito a prática na época, mas quanto mais me informei, mais interessada fiquei.

Basicamente, os pais adotivos abrigam cães sem-teto para uma estadia temporária até eles serem encaminhados a uma "família para sempre". O acolhimento pode durar apenas uma tarde ou noite, ou várias semanas. Às vezes, os pais temporários são usados só para ajudar com um transporte de emergência ou para levar um cachorro para ser castrado quando não houver mais ninguém disponível.

O acolhimento não só tira os cães dos abrigos (um ambiente muito estressante para os animais, com alta taxa de transmissão de doenças devido à proximidade), como também dá a eles a chance de aprender a viver numa casa, de ser bem-treinados e de se acostumar a interagir com adultos, crianças e outros animais.

Uma das principais razões pelas quais os cães são postos em abrigos é o comportamento destrutivo, e o acolhimento pode ajudar a mitigar alguns desses comportamentos ao socializar os cães antes de serem adotados. Além disso, quanto melhor a família temporária conhecer o cão abrigado, mais informações pode passar à família definitiva sobre as preferências, problemas e hábitos desse cão, aumentando assim a chance de uma colocação bem-sucedida a longo prazo. E se a família, por acaso, se apaixonar pelo cachorro que está cuidando e não aguentar vê-lo ir embora, a adoção é sempre uma opção.

O acolhimento também proporciona ao animal um período de "descompressão" entre o abrigo e o lar permanente, que é de importância vital.

O ambiente do abrigo é tão estressante que os cães levam algum tempo para descontrair, relaxar e voltar ao estado "normal". Muitas vezes, as famílias adotam um cão de um abrigo e acabam devolvendo o cachorro poucos dias depois porque o animal está muito nervoso e agitado e parece incontrolável, quando, na verdade, só precisava de mais tempo para se acalmar e se adaptar. Viver no ambiente de um lar temporário mais tranquilo, entre o abrigo e o lar definitivo, deixa os animais em melhor forma e mais bem preparados para fazer a transição para a família definitiva.

Outro benefício do acolhimento é que salva duas vidas para cada cão acolhido. Cada vez que um cão do abrigo é acolhido por um lar temporário, o espaço que ocupava no abrigo é liberado e fica disponível para outro cão sem-teto. As estatísticas são chocantes: de acordo com a Sociedade Norte-Americana para a Prevenção de Crueldade Contra os Animais, aproximadamente um milhão e meio de residentes de abrigos são sacrificados a cada ano (670 mil cães e 860 mil gatos). A maioria é saudável, bem-comportada e amorosa, e eles seriam excelentes animais de estimação, mas são sacrificados simplesmente porque não há espaço suficiente para abrigá-los.

Quando vi a postagem na página do Facebook da Pit Bull Coalition de Fort Wayne, em março de 2016, procurando famílias para abrigar filhotes carentes, vi a chance de acolhê-los no futuro. Mas, primeiro, teria que convencer Brian e não seria fácil. Ele nunca nem quis ter um cachorro (embora deva dizer que ele e Stella estavam se dando muito bem) e, agora, eu queria que acolhêssemos filhotes, ainda que temporariamente.

Felizmente, Brian concordou e fomos buscar dois filhotes de uma ninhada de pit bulls de seis semanas apreendidos de um criador negligente num condado perto de Fort Wayne. Era importante criar os cães em outro lugar que não fosse o município onde nasceram, pois a lei estabelecia que, se os cães permanecessem na cidade, o criador teria o direito legal de tomá-los de volta.

Estava muito animada para conhecer nossas "novas adições", mas, quando chegamos ao abrigo, meu coração se apertou. Os filhotes que iríamos acolher, Booker e Cena, eram tão pequenos, tão frágeis e vulneráveis que era difícil acreditar que seriam separados da mãe. Booker era castanho-avermelhado com o peito branco, patas brancas como botinhas e uma lágrima também branca pouco acima do nariz. Cena era quase inteiro preto, com olhos negros redondos e tristes, queixo branco e um babador da mesma cor no peito.

— Vem cá, garotinho — chamei, enquanto pegava Cena e tentava acariciá-lo. A fina camada de pele era fria ao toque e ele tremia, assustado. Tive medo de machucá-lo... era tão magro que dava para sentir as costelas sob o pelo e cada osso do dorso e da coluna.

— Quem pode ser tão cruel para tratar filhotes desse jeito? — perguntei a Brian enquanto as lágrimas enchiam meus olhos. — São bebês inocentes.

— Não sei — respondeu ele, com tristeza. — Não consigo imaginar.
— Delicadamente embalado por Brian, Booker era menor ainda, mais magro e mais frágil que Cena. *No que estamos nos metendo?*, me perguntei. *Poderíamos dizer não, mas esses pequeninos realmente precisam de nós.*

Quando trouxemos os filhotes para casa, Stella ficou muito animada! Estava preocupada com a reação dela, se ficaria com ciúmes ou se seria agressiva, mas Stella imediatamente os colocou sob sua guarda, tornando-se superprotetora e agindo como uma mãe adotiva. Eram filhotes "dela" tanto quanto nossos, e quando pusemos a gaiola dos filhotes no porão, Stella ficava deitada ao lado para ficar de olho nos bebês e fazer companhia a eles. Se os ouvia chorar, não importa onde estivesse na casa, descia correndo para consolá-los e mantê-los seguros.

No segundo dia, percebemos que os filhotes não apenas estavam desnutridos como também doentes. Quando os levamos ao veterinário, descobrimos que estavam com vermes e o teste deu positivo para parvovirose, uma infecção viral potencialmente letal, que causa problemas gastrointestinais graves, inclusive desidratação, vômito e diarreia com sangue. Fiquei apreensiva com a possibilidade de Stella pegar a doença, altamente contagiosa, mas o veterinário disse que não havia problema, pois Stella havia sido vacinada contra parvo. Mesmo assim, ela adoeceu por alguns dias com problemas digestivos leves, o que foi muito preocupante.

— Você prefere levar os filhotes de volta à Pit Bull Coalition? — perguntou Brian quando soubemos do estado de Booker e Cena. — Pode ser um pouco demais para nós...

— Não. Assumimos o compromisso de cuidar dos cachorrinhos até estarem prontos para um lar definitivo. Vamos prosseguir — respondi.

E, assim, começou um esforço total e ininterrupto para cuidar dos filhotes até recuperarem a saúde. Nós os alimentávamos em intervalos regulares, pesávamos todos os dias e registrávamos o crescimento, lavando e banhando conforme necessário. (Muito novos para serem treinados a fazer as necessidades no lugar certo, os filhotes faziam xixi e cocô em todo lugar. Imagine dois filhotes com diarreia constante para ter uma noção do que estávamos passando.)

Como eram pequenos e estavam doentes, os filhotes tinham dificuldade para manter a temperatura do corpo, então eu e Brian ficávamos com eles em almofadas térmicas no colo para mantê-los aquecidos. A certa altura, olhei para Brian e pensei: *Esse é o cara que não queria ter cachorro e, agora, está sentado à mesa jantando com um garfo numa mão e um cachorrinho na outra para aquecê-lo.* Tão gentil e terno com os filhotes, era lindo de ver.

Apesar de todos os cuidados, a saúde deles era muito precária. Quando Cena piorou, nós o levamos ao veterinário e ele acabou passando três dias hospitalizado. Na primeira manhã depois que voltou para casa, ainda estava escuro quando ouvi Brian levantando para se preparar para o trabalho. Ainda nem tinha levado Stella para passear, então ela ainda estava lá embaixo na gaiola.

— Brian — perguntei em voz baixa. — Você pode fazer uma coisa pra mim?

Ele ficou surpreso ao me ver acordada.

— Claro. O quê?

— Pode ir ver se os filhotes estão bem? — Não suportaria descer e encontrar um ou os dois sem vida. Precisava de Brian como amortecedor para me proteger daquela dor potencial.

— Eles devem estar bem — respondeu, confiante. Ele desceu a escada e fiquei esperando na cama, ansiosa, segurando a respiração, com o coração batendo forte no peito, coberta até o queixo. Pareceu uma eternidade, mas, enfim, ouvi passos subindo a escada.

Por favor, Deus, por favor, que eles estejam bem, rezei. Brian pôs a cabeça na porta e seu sorriso me disse tudo que eu precisava saber.

— Eles estão bem — confirmou e, finalmente, consegui respirar de novo.

Ficamos três semanas com Booker e Cena, e eles tinham engordado e estavam saudáveis e estáveis, prontos para suas novas casas. Stella até os ensinou a latir pela primeira vez, foi uma gracinha! Eles se esforçaram para latir como Stella, mas quase caíram de exaustão para produzir um pequeno "au-au" agudo.

Foi difícil deixá-los ir embora para suas novas casas, pois ficamos apegados, mas fiquei contente por ambos estarem indo para pessoas do nosso círculo próximo. Cena foi adotado por um jovem que trabalhava para nós no Jimmy John's e Booker foi adotado por um amigo de um amigo. Hoje, dois anos e meio depois, os dois estão felizes, saudáveis e indo muito bem.

Fiquei com lágrimas nos olhos quando nos despedimos dos filhotes.

— Foi mais difícil do que pensei — admiti a Brian. — Sabia que me apegaria a eles, mas não imaginei que seria tanto e em tão pouco tempo.

— Não precisamos pegar outros se não quiser — disse ele. — Stella já é suficiente para nos manter ocupados.

— Não, quero fazer de novo — disse em meio às lágrimas. — Porque não só salvamos Cena e Booker como também abrimos espaço para os dois cães, sejam quais forem, que ocuparam o lugar deles no abrigo. É importante e vale a pena, mesmo que doa.

Foi bom ter ajudado, mas ainda assim queria fazer mais. Estava começando a pensar grande, querendo salvar mais cães e levantar dinheiro para ajudar os animais e os donos. Mas como? Poderíamos, no máximo, apenas abrigar alguns cães por ano enquanto milhares de animais saudáveis eram sacrificados por nenhuma outra razão além de falta de vagas. Meu foco principal ainda era recuperar a saúde após a cirurgia e a radioterapia, sem mencionar que colocamos as lanchonetes à venda e pensávamos em morar no Arizona.

Mesmo assim, a semente de uma ideia foi plantada e agora estava germinando. *Há algo maior no meu futuro,* pensei. Percebi com um sobressalto que estava visualizando o futuro como não fazia havia muito tempo, imaginando dias e semanas vindouros, até meses e anos. Vislumbrava uma versão de mim mesma saudável, feliz, produtiva e contribuindo para a sociedade.

Quando estava mais doente, meu mundo era tão pequeno que se limitava ao hospital, ao centro de radiologia e ao meu quarto. Era o máximo de horizonte que tinha. Não conseguia ver nenhum futuro. A morte parecia iminente, me perseguindo a cada passo. Tentava não pensar no futuro, buscava viver o momento presente, pois quando imaginava o futuro, o sentimento era de medo, e não de esperança. O único futuro que conseguia enxergar era aquele do qual não fazia parte — imaginava minha família lutando para sobreviver sem mim; Brian, viúvo, andando pela casa vazia, passando longos dias e noites sozinho; e as garotas sem mãe, invejando as amigas que tinham mães para pedir conselho e apoio, ou apenas ir às compras e sair com elas; meus pais idosos, sofrendo com a culpa, o pesar e a tristeza de terem sobrevivido à filha mais nova.

Era um futuro muito sombrio. Tinha passado de um tratamento a outro, de uma consulta a outra, de um exame a outro, lutando constantemente para garantir mais alguns preciosos dias de vida, uma batalha que me deixou exausta e alquebrada. Mas, agora, era tão diferente. O futuro era divertido, emocionante e desafiador, oferecendo-me diversas possibilidades. *Tenho a paixão, a energia, o comprometimento, a motivação para fazer coisas que terão algum impacto, que farão a diferença,* imaginei. *E pensar que tudo isso começou com Stella.* Foi uma filhote de pit bull de sete meses que me pôs neste caminho totalmente novo.

Capítulo Oito
O primeiro voo de Stella

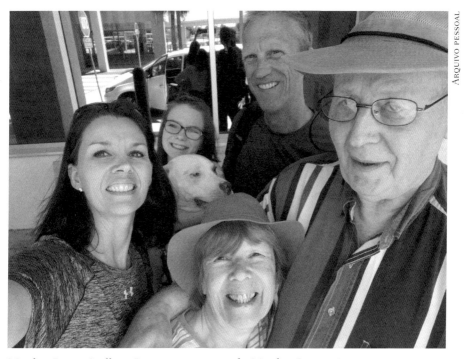

Marika, Brian, Stella e Caitie com os pais de Marika, Peter e Marian Harrison, na Flórida, primavera de 2016.

Abril de 2016

A partida de Booker e Cena para suas novas casas partiu meu coração, mas também aqueceu minha alma saber que tínhamos ajudado a deixá-los saudáveis e prontos para as famílias definitivas. Estava empenhada em ajudar o maior número possível de cães e pessoas e logo iríamos acolher outros cachorros. Mas, antes de abrigarmos outro cão temporariamente, resolvemos ir à Flórida para passar o feriado da primavera com meus pais.

Para ser sincera, fiquei um pouco nervosa com a viagem, não só pela incerteza de como Stella lidaria com o primeiro voo, mas porque eu mesma não gosto de aviões, além de certa ansiedade também com a perspectiva de passar um tempo com os meus pais. *Será que Stella vai ajudar a me reconciliar com minha mãe e meu pai?*, perguntava a mim mesma. *Quem sabe ela possa fazer mágica com meus pais, como fez com Caitie e Brian e todos os outros.* Era pedir demais de uma cachorra não tão pequena, mas esperava que sim. A fé na capacidade de Stella de comover e transformar os corações de todos ao redor aumentava a cada dia.

Nunca tive um relacionamento fácil com meus pais e cresci me sentindo um pouco como se estivesse à sombra deles, me esforçando para seguir seu admirável exemplo. Meu pai é um homem brilhante, fundou a Britannia, uma companhia multimilionária de softwares, no fim dos anos 1980, muito à frente da época, e minha mãe era o seu equivalente no trabalho braçal para fazer o negócio funcionar. Ambos eram muito focados, motivados e ambiciosos, enquanto eu fui uma criança doente, não gostava de estudar e sempre sofri com a falta de autoconfiança e de autoestima. Muitas vezes, me senti solitária e isolada na infância. Meus pais ficavam muito ocupados com a Britannia e minhas irmãs Michelle e Martine, respectivamente sete e nove anos mais velhas, já tinham saído de casa. Eu ainda estava no ensino fundamental e, por isso, não fomos companheiras nem compartilhamos interesses comuns como acontece com irmãs em geral.

Quando fui diagnosticada com câncer, pensei que talvez meus pais e eu nos aproximássemos, o que aconteceu de início, até discordarmos sobre a decisão de não fazer quimioterapia. Acabamos estabelecendo uma paz reticente e meio incômoda, mas ainda havia coisas não ditas entre nós, coisas delicadas e ainda não resolvidas, mesmo depois que me recuperei e o tempo passou.

Avancemos para abril de 2016. Stella estava conosco havia só dois meses e nos preparávamos para levá-la junto para visitar minha mãe e meu pai na Flórida, onde eles foram morar depois de aposentados. Mal podia esperar para apresentar Stella aos dois para verem a linda cadela que era e o efeito poderoso e positivo que exercia sobre mim e minha vida.

Mesmo assim, eu parecia uma mãe preocupada e controladora, rezando para Stella se comportar durante o voo e ao chegarmos. Como seria a relação de minha mãe e meu pai com Stella? Como Stella se relacionaria com eles? Nunca tivemos cachorro quando eu era criança, então meus pais não estavam acostumados a conviver com eles. Não só isso, meu pai tinha sido recentemente diagnosticado com doença de Parkinson e enfrentava problemas de equilíbrio. Temia que Stella, empolgada, pudesse acidentalmente derrubá-lo.

Assim, assumi o compromisso de preparar Stella da melhor maneira possível para a viagem e garantir que tudo corresse bem. Era um privilégio viajar com ela e eu acreditava que tínhamos o dever e a responsabilidade de tornar a experiência tranquila, para nossa cachorrinha e para todos com quem tivesse contato.

Primeiro, Stella precisava estar preparada para lidar com o aeroporto e depois com o voo. Como AAE, ela tinha permissão para voar na cabine comigo, Brian e Caitie sem ter que viajar numa caixa de transporte no compartimento de bagagem e, por isso, precisava se comportar muito bem por muitas horas cercada por dezenas de estranhos em um recinto bem restrito.

Desde que foi certificada como AAE, Stella e eu trabalhamos muito em seu treinamento, aproveitando o que havíamos aprendido nas aulas de adestramento. Concentrei-me especialmente nos comandos *deitar, sentar* e *ficar*.

Muito bem, Stella, tentei explicar, *você precisa se comportar da melhor maneira possível. Você não vai estar só representando a si mesma e a nossa família nessa viagem, vai estar representando toda a raça pit bull. As pessoas vão julgar os outros pit bulls pelo que vão ver em você.* Era muita responsabilidade nos ombros de uma filhote, mas eu estava segura de que ela poderia lidar com isso.

Para preparar Stella para a viagem, eu a levei a shoppings, hotéis, restaurantes, hospitais e a vários ambientes diferentes que consegui imaginar, locais onde encontraríamos estranhos, uma infinidade de imagens, sons e cheiros inéditos. Ela quase sempre me surpreendia com a capacidade de adaptação a situações e circunstâncias novas e diferentes.

Quando comecei a treinar Stella em público, fiquei aflita com a possibilidade de causar problemas devido à percepção em geral negativa que as pessoas têm sobre a raça pit bull, mas quase sempre as reações eram boas onde quer que fôssemos. Houve poucas exceções.

Por exemplo, um dia estava treinando Stella numa loja de departamentos Costco e uma garotinha dentro de um carrinho de bebê estendeu os braços e disse "cachorrinho, cachorrinho", tentando acariciá-la.

A mãe disse, com toda razão:

— Você não pode brincar com ela, querida, porque a cachorrinha está em treinamento.

Mas aí um espertinho atrás da mulher deu risada:

— É, é melhor não fazer festa mesmo porque esse cachorro pode comer a mão dela.

Em vez de ficar irritada, transformei a situação em "oportunidade de aprendizado" para todos os envolvidos.

— Isso mesmo, agora Stella está treinando e, por isso, você não pode fazer festa pra ela — expliquei à garotinha, alto o suficiente para o homem ouvir. — Mas ela é incapaz de fazer mal a alguém... e não vai te machucar.

— Machucar? Esse cachorro pode devorar você — insistiu o homem em tom provocativo. Nesse momento, simplesmente desisti e me afastei. Às vezes, simplesmente não vale a pena.

Felizmente, incidentes assim foram raros. À medida que nos aproximávamos da data da viagem à Flórida, comecei a levar Stella em breves visitas ao aeroporto para já ser um local familiar quando partíssemos. O maior desafio foi na hora de pegar as malas. Costuma-se dizer que os cães "veem" mais com o nariz do que com os olhos e o agrupamento de diferentes cheiros nas malas dos passageiros em um espaço tão exíguo foi perturbador.

Stella parecia uma policial farejadora de drogas rodeando as malas e os equipamentos de viagem das pessoas! Ficou enlouquecida, enfiando o nariz nas coisas, farejando por todos os lados, tentando assimilar tudo. Suponho que seja normal, pensando em todos os itens com odores fortes e específicos que as pessoas embalam para uma viagem — roupas, sapatos, comida, xampus, perfumes, remédios e coisas assim.

Na véspera do dia da partida, eu estava bem confiante. A única parte da viagem para a qual não pudemos treinar foi passar pela segurança, já que ninguém pode entrar nessa área do aeroporto sem ter uma passagem, e foi o que me deixou mais nervosa. Esperava que Stella se sentisse suficientemente confortável no resto do aeroporto para passar pela segurança sem problemas.

Acordamos cedo na manhã de 1º de abril, o dia em que partiríamos para a Flórida. Devo ter revisto a papelada uma dúzia de vezes para verificar se estava tudo em ordem — o certificado de AAE de Stella, o registro de vacinação e a licença. Tinha me dedicado demais ao treinamento, não queria tropeçar em nenhuma formalidade. A única preocupação era: *Stella está pronta, mas será que eu estou? Não só para tomar um avião para a Flórida com uma pit bull, mas para embarcar nele?*

Sou uma passageira ansiosa, daquelas que está sempre convencida de que vai morrer toda vez que entra num avião. A última coisa que fiz antes de sair de casa foi dar uma boa olhada no quarto, no banheiro, na sala de estar e no resto da casa pensando, como sempre faço: *Tudo bem, se o avião cair, é assim que tudo vai estar para quem for encarregado de resolver minhas coisas...*

No aeroporto internacional de Fort Wayne, a última ocasião em que Stella poderia fazer suas necessidades seria antes de passar pela segurança, pois, após passar pelos detectores de metais, não haveria lugar para ela fazer isso até chegarmos a Orlando, várias horas depois. Então, depois de fazer o check-in e receber nossos cartões de embarque, esperei até o último momento possível e levei Stella para fora, passei pelo desembarque e pelo estacionamento para encontrar uma área gramada adequada.

O céu estava nublado, fazia frio e havia muita umidade; até aquela altura, a primavera se mostrara tímida, provocando-nos nos bastidores, mas ainda sem se anunciar e ocupar o centro do palco. Olhei ao redor para todas aquelas bandeiras nos mastros balançando com o vento, sentindo o frio reverberando nos ossos. Estava com o estômago embrulhando de medo só de pensar em embarcar naquele avião. Stella estava mais interessada no entorno do que em fazer suas necessidades. Olhei para o relógio. *O portão vai fechar daqui a pouco. Stella, vamos resolver isso logo.* Finalmente, ela fez o que precisava e voltamos correndo para o terminal, alcançando Caitie e Brian pouco antes de eles passarem pela segurança.

A ansiedade, que estava em dez, aumentou para onze assim que entrei na fila do portão da segurança. Não era só medo de entrar no avião; também tinha receio de passar pelo scanner de segurança. Antes de ter feito a mastectomia, quando ainda estava com o caroço na mama, ao passar pelo scanner, o tumor aparecia na tela como um contorno vermelho no lado esquerdo do peito. (Os tumores normalmente não são visíveis em scanners de aeroporto, mas parece que o meu foi detectado por estar muito perto da pele e não instalado mais fundo no tecido, e a máquina o detectou como um objeto separado do meu corpo.)

Agora, mesmo sem ter o tumor, passar pelo scanner ainda me apavorava e fazia com que me sentisse mal. *E se aparecer algo novo? E se houver um tumor que não conheço? E se for o caso, que maneira horrível de descobrir, no aeroporto, saindo de férias.*

Essa é uma das coisas do câncer — do ponto de vista clínico, você é o que os médicos definem como NED (Nenhuma Evidência de Doença), mas depois de ter um câncer, a doença está sempre com você, projetando uma sombra sobre tudo o que faz. Passar pelo scanner trouxe de volta memórias terríveis, lembrando-me de que, não importava o que acontecesse, nunca estaria totalmente fora do alcance do câncer.

Quando éramos os próximos na fila do scanner, ajoelhei perto de Stella, massageei suas orelhas, fechei os olhos e encostei minha testa na dela. Respirei fundo para me acalmar, absorvendo a força de sua presença firme e estável. *Vamos lá, Stelly. Me ajude com isso. Agora, preciso de você.*

Passei pelo detector de metais com Stella e o alarme disparou. *Ótimo! Como se eu já não estivesse suficientemente ansiosa...* O agente da Administração para a Segurança dos Transportes nos puxou de lado e nos apalpou. Comigo estava tudo bem, mas o metal do colete AAE de Stella e as duas coleiras dispararam o alarme.

— A senhora poderia tirar as coleiras e o colete dela? — perguntou o agente da AST.

— Claro — respondi. Tirei os itens rapidamente. A pobre Stella pareceu tão "nua", tão exposta sem sua roupa, mas se comportou lindamente.

— Por favor, mantenha o seu animal sob controle, senhora — disse o agente, me passando pela máquina e deixando Stella para trás, sentada na posição que eu tinha ordenado. Fiquei um pouco inquieta em deixá-la solta e sozinha, mas estava confiante no treinamento que havíamos feito. Ela se manteve absolutamente calma, olhando para mim o tempo todo.

Assim que passei, o agente me disse para chamar Stella.

— Stella... venha! — chamei, e ela trotou passando pelo aparelho direto até ficar ao meu lado, sem incidentes. — Essa é minha Stella! — falei, dando um petisco a ela. Olhei em volta e vi um monte de gente olhando para Stella, todas maravilhadas com o comportamento dela. Adorei ter a oportunidade de mostrar uma pit bull de uma forma tão positiva.

Voltei a vesti-la, coloquei-a na coleira e corremos para o portão para embarcar. Esperava receber alguns olhares, talvez até alguns de reprovação dos passageiros ao embarcar com uma pit bull, mas ninguém disse nada e várias pessoas até sorriram. De início, Stella ficou um pouco nervosa, em especial quando Caitie, Brian e eu ocupamos nossos assentos numa fileira de três na classe econômica e acomodamos Stella no espaço muito estreito entre as nossas pernas e os encostos dos assentos da frente. Só conseguia ver a cabeça dela com uma expressão ligeiramente preocupada despontando entre nossos joelhos.

Felizmente, eu tinha trazido bastante frango cozido e o constante fluxo de petiscos manteve sua mente ocupada enquanto os motores rugiam sob nossos pés, preparando-se para a decolagem. Enquanto afivelava o cinto de segurança e acariciava a cabeça de Stella, de repente me ocorreu que tinha investido tanta energia e esforço em prepará-la para a viagem que não tive tempo de me preocupar com o encontro com meus pais e pensar se seria estranho.

Também não passei tanto tempo preocupada com o voo em si como normalmente. Stella ajudou a diminuir minha ansiedade por estar num avião, redirecionando minha atenção. Os padrões de preocupação, medo, ansiedade e desamparo profundamente arraigados em meu cérebro foram gradualmente reprogramados por Stella, pois ela proporcionava algo muito mais positivo em que me concentrar.

— Obrigada, Stella — falei, dando outro pedaço de frango. — Obrigada por ser a distração exata que eu precisava no momento exato em que precisava.

Quando pousamos em Orlando, meus pais estavam lá para nos encontrar e imediatamente enlaçaram a nós quatro — Brian, Caitie, Stella e eu — num abraço tão caloroso quanto o clima ensolarado da Flórida. Acho que qualquer filho adulto já experimentou esse momento de tirar o fôlego ao reencontrar os pais e perceber como envelheceram depois de muito tempo distantes. De repente, você os vê como devem ser para outras pessoas — não como mãe e pai, mas como um casal de idosos, meu pai alto e quase calvo, minha mãe magra e loira com um corte sofisticado de cabelo. Lembrei-me de como cada momento com eles é precioso, especialmente por morarem tão longe e as visitas serem raras e breves.

Ter câncer aos quarenta e um anos me forçou a encarar a própria mortalidade de uma forma tão chocante que foi fácil perder de vista o fato de meus pais também estarem envelhecendo e terem problemas de saúde. *Não importa mais se discordamos sobre o meu tratamento do câncer*, percebi. *Isso foi no passado, agora estamos no presente. Estou aqui, estou bem e estamos juntos. Vamos simplesmente aproveitar o momento.*

Stella ajudou a quebrar o gelo, com minha mãe e meu pai fazendo festa e afagando sua cabeça numa demonstração de amor. Stella retribuiu abanando loucamente o rabo.

— Puxa, Marika, ela é uma graça — comentou minha mãe com seu delicado sotaque britânico que diminuiu pouco durante as quatro décadas nos Estados Unidos. Meu pai parecia um pouco menos firme que da última vez em que nos vimos, mas Stella pareceu perceber e teve o cuidado de não pular nele nem ser muito enérgica ao se conhecerem.

Enquanto caminhávamos até o carro, segurei o braço da minha mãe e encostei meu ombro no dela. *Estou tão feliz por termos vindo,* percebi. Vi Brian, Caitie, Stella e meu pai andando à nossa frente, Stella trotando fielmente ao lado do meu pai e Brian segurando-a pela guia. *Obrigada, Stella, por mais uma vez ser o canal de interação humana e tornar tudo mais fácil para mim. O que faria sem você?*

Os seis dias que passamos no Lago Harris, em Tavares, a cerca de quarenta minutos ao norte de Orlando, foram maravilhosos e relaxantes, principalmente por ver como Stella reagiu a um ambiente novo. Até aquela viagem, sua vida se passara em Indiana, no coração do árido Meio-Oeste Americano, úmido, cinzento e industrial, e agora estava em meio a palmeiras, pomares de frutas cítricas e à brisa refrescante dos lagos do interior, que deliciavam seus sentidos.

Meus pais moravam perto de um laranjal e, às vezes, quando caminhávamos com Stella pela estrada, rolavam laranjas dos caminhões que transportavam as frutas. Brian pegava uma delas, descascava, separava os gomos e dava um para Stella. Nunca pensei que cachorros comessem frutas cítricas, mas Stella adorou!

Ela também viu lagartos pela primeira vez e ficou fascinada por essas criaturinhas velozes, peculiares e furtivas. Ela os perseguia por toda parte e estava determinada a pegar um, mas eles eram sempre um pouco rápidos demais para ela. Estávamos ansiosos para ver Stella na piscina, pois ela adorava poças e riachos e mal conseguia esperar para pular, mergulhar e se sujar. Mas, em outras circunstâncias, tinha medo de água. Ficava tão nervosa em casa quando eu tomava banho que, ao ouvir um respingo, entrava no banheiro e tentava me "salvar" do afogamento.

Achamos que ela iria adorar a piscina dos meus pais, mas nada a convenceu a entrar, nem mesmo seus brinquedos favoritos a instigaram. Brian tirou sua coleira e com toda delicadeza tentou entrar com ela na parte mais rasa da piscina pensando que ela se sentiria segura em seus braços, mas, assim que as patas tocaram na água, foi como se estivesse sendo torturada; chamou Brian de assassino sanguinário, desvencilhou-se e correu para dentro de casa o mais rápido que pôde.

Ainda estávamos dando risada quando, momentos depois, ela saiu correndo de casa em direção à piscina, pegou a coleira do assento da espreguiçadeira e voltou para dentro com a coleira entre os dentes e uma expressão muito irritada. Aparentemente, o medo de água de Stella só era superado pelo medo de ficar nua em público!

Foi muito bom passar um tempo com meus pais num ambiente tão tranquilo, sem o estresse da minha doença ou a pressão de escolher um plano de tratamento. Sempre admirei meus pais por serem corajosos e realizarem seus sonhos, apesar de não ter sido fácil viver à sombra deles, tentando seguir seu exemplo de ousadia e determinação.

Meus pais moravam em sua terra natal, a Inglaterra, e tinham cerca de trinta anos e três filhas pequenas quando decidiram deixar tudo para trás — trabalho, casa, familiares — e emigrar para os Estados Unidos, em 1978, quando uma empresa de Fort Wayne ofereceu um emprego ao meu pai e concordou em ser responsável por ele no país. Os primeiros anos nos EUA foram muito difíceis para nós, especialmente quando meu pai perdeu o emprego e não conseguiu arranjar outro por não estar mais sob a responsabilidade do ex-empregador e, portanto, não ter visto para trabalhar. Ele tinha trabalhado com uma formação de tecnólogo no Reino Unido, mas essa habilitação não era válida nos EUA, de forma que foi muito difícil para que ele se reposicionasse.

Basicamente, tivemos que nos esconder para evitar a deportação e demorou muito para que os problemas jurídicos fossem resolvidos. A certa altura, meu pai, um homem brilhante, teve que vender aspiradores de pó para sustentar a família. Também mudamos de Indiana para a Flórida e depois para a Califórnia antes de voltarmos finalmente para Indiana. Essas muitas mudanças aumentaram o estresse da vida familiar e acho que também contribuíram para eu me sentir solitária e isolada durante grande parte da infância.

A Britannia nasceu a partir de aplicativos básicos desenvolvidos por meu pai e evoluiu para uma nova empresa quando mudamos para a Califórnia, em 1989. Àquela altura, a situação se tornou mais estável para a família. Meus pais estavam muito à frente no desenvolvimento de softwares numa época em que os computadores pessoais ainda eram novidade e a internet era algo de que apenas Al Gore e alguns outros tinham ouvido falar. Meu pai desenvolvia os aplicativos enquanto minha mãe cuidava das vendas.

Por fim, meu primeiro marido, Don, e eu nos tornamos sócios da empresa. Fui escolhida para assumir quando eles se aposentassem, mas tinha outros planos. Trabalhar junto aos meus pais pode passar a impressão de que éramos próximos emocionalmente também, mas nem sempre foi assim e, muitas vezes, havia tensão entre nós, especialmente pouco antes de eu sair da empresa, em 2005, para abrir minha primeira franquia da Jimmy John's.

Nossa família já havia passado por muitas dificuldades e, quando fiquei doente, o câncer ameaçou criar um fosso permanente entre nós. Mas agora que estava bem e criando uma nova "vida melhor", prometi nunca mais deixar isso acontecer. A vida é muito curta e preciosa para não aproveitar ao máximo o tempo que passamos com nossos entes queridos.

No último dia na Flórida, estava na cozinha com minha mãe preparando o almoço, meu pai assistia à TV na sala e Brian e Caitie estavam na beira da piscina. Estávamos conversando normalmente quando, de repente, o tom de voz da minha mãe ficou sério.

— Marika, você está ótima. Parece tão feliz. Que alegria ver você assim depois... — E parou de falar.

— As coisas estão indo bem — respondi logo, para preencher a estranha interrupção. — Brian e as meninas se dão muito bem e Stella foi muito importante pra mim. Essa cachorra mudou minha vida, mãe. Finalmente me sinto viva de novo.

— Seu pai e eu ficamos com muito medo quando você não quis fazer a quimioterapia, mas agora percebo que fez a escolha certa. Estou orgulhosa de você. E muito feliz por ter se mantido firme — disse em voz baixa.

Fiquei tão emocionada e surpresa com aquelas palavras que não soube o que dizer.

De repente, ouvimos meu pai rindo na sala, uma gargalhada ostensiva e estrepitosa, algo absolutamente incomum. Olhei para minha mãe, que olhou para mim e corremos até a sala. Stella estava em cima do meu pai na poltrona, lambendo seu rosto e tentando se espremer em seu colo.

— Tudo bem, Stella, tudo bem — disse meu pai sem conseguir conter a risada, apenas fingindo tentar afastá-la.

Passei o braço em volta do ombro da minha mãe e ela me abraçou pela cintura enquanto observávamos a doce cena entre meu pai e a neta cachorra. Começamos a rir, mas lágrimas brotaram no canto dos meus olhos. *Obrigada, minha querida Stella, por momentos preciosos como este,* pensei. *Você não tem ideia do bem que faz para todos nós.*

Capítulo Nove
Stella e G.I. Jane

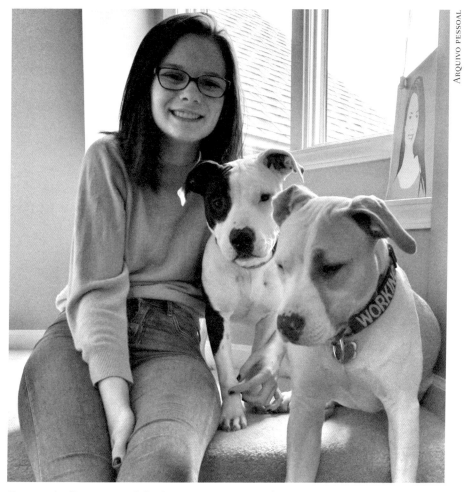

Caitie e Stella com a cadela G.I. Jane, primavera de 2016.

Maio de 2016

Meu celular tocou. Apoiei a pilha de caixas que carregava, enxuguei o suor da testa, peguei o telefone do bolso de trás da calça jeans e li a mensagem: "Urgente: família adotiva para acolher cão de abrigo". A notificação do Facebook vinha da Pit Bull Coalition de Fort Wayne e era rotulada como "mais alta prioridade".

— Gente, tem um cachorro precisando desesperadamente de ajuda — anunciei no grupo dos Meeks.

Brian, Caitie, Stella e eu estávamos ajudando Carly a se mudar para um novo apartamento no verão e já tínhamos passado a maior parte daquela tarde ensolarada de sábado limpando, organizando, carregando, montando móveis e enchendo gavetas. E mesmo assim ainda tínhamos algumas horas de trabalho pela frente.

— Qual é a história do cachorro? — perguntou Caitie, parecendo preocupada.

Encostei na pilha de caixas que acabara de pôr no chão e li a postagem completa. Os detalhes eram de partir o coração — uma jovem pit bull mestiça tinha sido trazida ao abrigo por estar perdida e, depois de ser mantida por setenta e duas horas sob proteção do condado, estavam tentando avaliá-la para que pudesse ser adotada. Mas a cadela estava tão traumatizada, tão assustada, que não conseguiram sequer levá-la ao consultório para fazer a avaliação. Se não conseguissem, seria reprovação automática, o que significava que iria para a Lista E — E de eutanásia. A única esperança daquela filhote era ser acolhida por uma família adotiva que a fizesse superar o medo e que pudesse prepará-la para a transição para um lar definitivo — tarefa nada fácil quando um cão está profundamente traumatizado.

— Ela está tão assustada que nem consegue andar como um cachorro normal, só se arrastar pelo chão, como se estivesse rastejando. Como os soldados fazem no exército quando rastejam por baixo dos arames — acrescentei. — É por isso que a chamaram de G.I. Jane. — Meus olhos se encheram de lágrimas e engoli em seco.

— Você quer pegar essa cachorra, não é? — perguntou Brian delicadamente.

— Sim, quero — admiti. — Gostaria de tirá-la do abrigo neste minuto. — Olhei para o relógio. — Mas é muito tarde. Quando terminarmos aqui e fizermos a viagem de três horas até Fort Wayne, o abrigo vai estar fechado.

Não conseguia pensar na cachorrinha assustada passando a noite no abrigo, confusa e tristonha. *Mas, pelo menos, não está na rua*, disse a mim mesma. *Pelo menos, está segura e recebendo cuidados. Vou resolver isso assim que puder.*

Assim que instalamos Carly no novo apartamento, começamos a longa viagem para casa, com tempo de sobra para eu e Brian conversarmos. Fazia menos de dois meses desde que nos despedimos de Booker e Cena e só um mês desde que visitamos meus pais na Flórida. Será que estávamos prontos para mais essa tarefa? Principalmente se tratando uma cachorra que parecia apresentar tantos desafios?

— A decisão depende de você — falei para Brian. Ele estava dirigindo e eu no banco do passageiro observando a estrada ladeada por terras planas e vastas, com ocasionais outdoors anunciando hospedagem, combustível e mantimentos. — Você nunca quis que tivéssemos um cachorro, muito menos que hospedássemos outros cães, então, se acha que vai ser demais, tudo bem.

Secretamente, estava cruzando os dedos das mãos, dos pés e de todos os outros apêndices, torcendo para ele topar que cuidássemos de G.I. Jane. Mas, como sempre, não queria que Brian se sentisse pressionado ou constrangido. Seus sentimentos eram importantes também.

Ele deu de ombros.

— Se você quer mesmo cuidar dela, acho que tudo bem.

Sim! Como de costume, não foi exatamente um endosso vibrante, mas era o suficiente para mim.

— Ouviu isso? — perguntei a Caitie e Stella no banco de trás. — Nossa família vai ganhar um novo membro, ao menos temporariamente.

— Oba! — comemorou Caitie, e Stella, como se entendesse, abanou o rabo com entusiasmo.

Na manhã seguinte, domingo, levei Stella comigo para a "Caminhada da matilha" promovida pela Pit Bull Coalition de Fort Wayne. O evento era dedicado a cães que já haviam sido adotados (e seus donos!) para se conhecerem, socializarem e receber e dar apoio a famílias que acolhiam ou adotavam cães da Coalition. Tinha combinado com Megan que ela pegaria G.I. Jane no abrigo e a traria para nos encontrar no passeio. Precisava saber se Jane e Stella se dariam bem em um ambiente neutro antes de levarmos Jane para casa. Ela já tinha passado por tanta coisa, não queria aumentar o estresse e a aflição dela com uma combinação ruim.

Quando começamos a andar, avistei Megan e seu rabo de cavalo marrom balançando ao vento, com Jane na guia. Assim que a vi, senti aquela onda de emoção já familiar que me disse que a cachorra era especial. Era adorável, com mais ou menos um ano, pelo curto preto e branco, uma mancha preta sobre o olho direito, uma orelha preta e outra branca e o focinho preto e redondo. Suas proporções eram um pouco incomuns — a cabeça quadrada tinha o mesmo tamanho da de Stella, mas as pernas eram muito curtas, por isso tinha apenas uns dois terços da altura de Stella. Era tão baixa que, mais tarde, conseguiria passar por baixo de Stella quando ela estava de pé.

Não sabia se o tamanho e o formato atípicos de Jane eram fruto de diferenças cromossômicas ou apenas de uma mistura incomum de raças. Era muito meiga, mas dava para perceber que estava em péssimo estado e tinha passado por muita coisa. A pele da barriga e do tórax, na verdade toda a parte inferior, estava esfolada por se arrastar no piso de concreto do abrigo por medo de andar.

Brian pegou a guia de Stella e eu a de Jane e nos juntamos aos outros membros do grupo. Jane estava com muito medo, grudada no chão, mas andando, pelo menos, e não engatinhando ou se arrastando. Parecia ficar melhor ao ar livre perto de outros cães do que no abrigo. Stella e Jane ficaram bem juntas — não interagiram muito, mas deram espaço uma à outra. Acho que Stella deve ter percebido que Jane era uma alma frágil e ainda não estava pronta para fazer amizade. Nós quatro fizemos uma caminhada longa e descontraída ao redor do Cemitério de Lindenwood, um dos mais belos cemitérios de Fort Wayne, um imponente local de descanso do século xix, com majestosas lápides de granito e cruzes simples, árvores e arbustos que começavam a florescer.

— Não consigo imaginar o que as pessoas fizeram com Jane ou como a trataram — eu disse a Brian. — Só posso esperar que com bastante amor possamos recuperá-la. — Já começava a imaginar a cachorrinha como parte da família. Stella pareceu aceitá-la bem, selando o acordo para mim.

Levamos Jane para casa e começamos a trabalhar com ela imediatamente. Tínhamos apenas três semanas para prepará-la para ficar num lar permanente ou, pelo menos, mantê-la estável para ser abrigada temporariamente por outra família, pois tínhamos um casamento para ir no Arizona. Jane tinha uma natureza muito meiga, mas o espírito estava alquebrado. Tinha medo de tudo, principalmente de gente. Quando a levávamos para passear, só queria voltar para dentro de casa e se esconder do mundo.

Fizemos tudo o que podíamos por ela, mas foi Stella quem mais a ajudou. Jane não confiava em humanos, mas Stella conseguia se conectar com ela, de cão para cão. Stella ensinou Jane a voltar a ser um cachorro (ou talvez tenha aprendido pela primeira vez), brincando com ela, provocando-a, confortando-a, mostrando como correr e latir, como ir buscar uma bola, como pular, rolar, pedir petiscos e brincar. Stella demonstrou de forma prática o que era a alegria e, hesitante, Jane começou a acompanhá-la.

As duas meninas se divertiram muito juntas e, aos poucos, Jane começou a sair da concha. Todo mundo acha que seu cachorro é especial, e todo cachorro é especial. Mas Stella é diferente — uma velha alma sábia. Parece ter sensibilidade, uma compreensão e uma intuição relativas a pessoas e animais ao seu redor. Vi como se comportou com meu pai quando estávamos na Flórida, o cuidado, a delicadeza e o respeito que demonstrou, atenta aos problemas de equilíbrio dele; vi como agia com crianças, como chegava ao nível delas, abaixando a cabeça e os membros para ser acariciada.

Portanto, não deveria ficar surpresa ao vê-la "adotar" Jane, pondo a criatura menor e mais nervosa sob suas asas protetoras. Talvez eu também fosse um dos "projetos de amor" de Stella. Desde que nos conhecemos naquele evento de adoção no Rural King, ela percebeu que eu estava um pouco perdida, uma mulher tentando se encontrar, lutando contra o medo e a ansiedade opressores para criar uma nova identidade pós-câncer. Era como se tivesse dito: "Vamos lá, Marika. A gente vai conseguir. Vamos voar juntas. Vem comigo, vou te ensinar a voar alto".

Jane estava conosco havia apenas um dia quando notei algumas manchas de sangue na pele branca da barriga de Stella. Examinei-a minuciosamente para ver se havia algum ferimento, mas ela estava bem. Então pensei que o sangue poderia ser de Jane e também a examinei, mas não encontrei nada. As duas tinham pelo muito curto e, além disso, Stella e Jane eram quase completamente brancas e mesmo um ferimento muito pequeno deveria ser visível.

Talvez seja algo que ela pegou lá fora, concluí.

Tínhamos feito um cercado para Jane no chão de ladrilhos do hall de entrada e, quando ela estava lá dentro, eu me sentava ao lado e afagava seus ombros e barriga, ajudando-a a relaxar. Estava tentando acostumá-la com o toque humano. Jane continuava muito assustada, ofegante e todo o corpo tremia, mas quanto mais eu permanecia com ela, mais calma ficava. Enquanto a acariciava, de repente notei algumas gotas de sangue no ladrilho sob o focinho. *Ah não... o sangue é dela. Tem alguma coisa errada.*

Examinei com mais atenção e vi que um pequeno filete de sangue escorria do nariz. Não muito, só umas gotas. Fora isso, parecia bem, mas não era algo normal. Examinei Stella de novo, desta vez ainda mais atentamente, mas ela estava bem. Liguei para o número de emergência da clínica veterinária e disseram para levar Jane logo de manhã.

Por favor, que não seja nada grave, rezei. Mesmo que não fosse "minha" cachorra, fiquei apegada a Jane em pouco tempo. Não conseguia suportar a ideia de perdê-la. Quando fomos à clínica no dia seguinte, o veterinário verificou sua temperatura e constatou que estava com quarenta graus de febre. Ele diagnosticou uma infecção respiratória meio grave e receitou tratamento com antibióticos. Também examinou Stella, mas, felizmente, ela não tinha pegado a infecção de Jane.

Percebi com um sobressalto que, se estivesse no abrigo e não em casa em regime temporário, provavelmente Jane teria morrido. Não que pudesse ser negligenciada no abrigo, mas o sangramento do nariz era tão pequeno que era improvável, num ambiente agitado e às vezes caótico, com tantos cães, que alguém notasse algumas gotas de sangue. *Ter acolhido Jane provavelmente salvou sua vida*, pensei. *Essa linda garotinha veio até nós por um motivo. Ela vai ser incrível para a família definitiva que a adotar. Mas, por enquanto, ela é minha.* Tentei não pensar sobre o momento inevitável em que teríamos que deixá-la partir.

Cuidamos de Jane até ela recuperar a saúde e Stella foi a melhor assistente de enfermagem que se pode imaginar. Ficava olhando atentamente quando eu dava os remédios a Jane, permanecia ao lado dela quando estava cochilando e só brincava de leve enquanto esperávamos Jane voltar a ficar cem por cento.

Depois que se recuperou da infecção, Jane começou a melhorar de outras maneiras também. Parecia mais feliz, menos temerosa e muito mais tranquila. Não só aceitava os meus carinhos como me deixava abraçá-la, envolvendo-a e acariciando-a como um bebê em meus braços. Foram momentos íntimos muito importantes, principalmente quando Stella se deitava atrás de mim, encostada em meu corpo. Existe algum lugar mais caloroso, seguro e aconchegante do que no meio de dois cachorrinhos felizes? Era uma felicidade absoluta, só moderada pela realidade de que logo teríamos que dizer adeus e deixar Jane seguir seu caminho. Não poderíamos manter Jane por mais tempo do que as três semanas com as quais nos comprometemos — tínhamos que ir ao casamento no Arizona.

Sem dúvida, esta é absolutamente a parte mais difícil do acolhimento temporário — o vínculo com um animal, permitir que entre em sua casa e em seu coração, desenvolver um relacionamento de amor e confiança para, depois, vê-lo partir. A experiência pode ser emocionalmente devastadora. À medida que o término das três semanas se aproximava, eu temia a chegada desse dia, chorava e não conseguia dormir. Finalmente, uma noite, antes de deitarmos, eu estava triste e chorosa, e Brian me perguntou qual era o problema.

— É a Jane — expliquei. — Sinto como se estivéssemos abandonando e traindo ela. Ensinando o que é ser amada, estimada e cuidada para depois destruir seus sonhos e esperanças entregando-a a outra pessoa. Não dá para explicar a ela que não vamos abandoná-la. Ela vai achar que não a queremos mais. E vai achar que é o que os humanos fazem... cuidam por um tempo e depois entregam a outra pessoa, que pode amá-la, mas que também pode não amá-la. Como ela vai aprender a confiar em alguém desse jeito?

Brian me deu um abraço e me puxou para mais perto.

— Eu sei como é difícil — falou. — Você quer ficar com ela? Está pensando em ficar com ela definitivamente?

— Eu gostaria que pudéssemos ficar — admiti. — Adoraria. E já pensei nisso muitas vezes. Mas tem tanta coisa acontecendo nesse momento. — Estávamos tentando vender as lanchonetes e nos preparando para deixar Indiana e nos mudar definitivamente para o Arizona. — E não é só isso. Se adotarmos Jane, não vamos mais conseguir abrigar outros cachorros... pois só dá para ficar com Stella e Jane. Isso significa que os cães que teríamos a oportunidade de acolher podem acabar passando a vida em abrigos ou mesmo sendo sacrificados por não termos um lugar para eles. A realidade é que, se Jane for para um lar amoroso, sobra espaço para acolhermos outros cães temporariamente, e assim por diante.

Meu compromisso mais profundo era ajudar os cães a encontrar um lar permanente e essa era a melhor maneira de conseguir realizar isso, mesmo que fosse apenas individualmente, caso a caso. *Algum dia, ainda vou ser capaz de fazer mais,* jurei. *Só não sei como ainda.*

Na terceira e última semana de acolhimento provisório de Jane, comecei a postar informações no Facebook procurando uma família permanente para ela. Uma família de Michigan que conhecíamos respondeu e, depois de conversarmos muito, eles pareceram ser bem adequados. A mãe, Kim, e uma das filhas, Ally, vieram junto com seu cachorro a Fort Wayne para conhecer Jane. Era uma família gentil e amorosa, mas, quando saímos para dar uma caminhada, Jane e o cachorro deles não se deram bem. Os dois não abanaram o rabo e não se mostraram interessados em se conhecer ou se reconhecer. Logo ficou claro que aquela combinação não ia dar certo nem para Jane nem para eles. Kim e Ally ficaram tão tristes e decepcionadas que choraram.

Eu me senti mal por terem vindo de tão longe, cheias de esperança, e partirem de mãos vazias.

Quando as vi saindo da garagem sem Jane, comecei a chorar. Estava com os sentimentos confusos: o lado egoísta estava feliz por ficar mais tempo com Jane, mas tinha me preparado emocionalmente para me despedir dela, aceitando que ela precisava ir embora (processo que os terapeutas chamam de "luto antecipatório"). E agora, de repente, ela não estava indo a lugar algum. O pior de tudo era saber que teria que passar por todo o processo de novo com a próxima família em potencial, me preparando para Jane partir sem saber se daria certo.

— É muito, muito difícil — solucei no ombro de Brian. — Não sei se consigo passar por isso de novo. Meu coração não aguenta.

Poucos dias depois, promovemos um encontro de aproximação para adoção com outra família que também não deu certo, como da primeira vez. De novo, fiquei arrasada e agora o tempo estava passando, só nos restavam alguns dias para irmos ao Arizona.

Deb, da Pit Bull Coalition, disse com muita delicadeza:

— Marika, vamos fazer o próximo encontro de aproximação para adoção de Jane sem você e sem Stella presentes, tudo bem? Vamos ver se funciona melhor.

Ela estava certa. A última coisa que eu queria no mundo era ser um empecilho para Jane não se conectar com uma nova família. Eu e Jane tínhamos ficado realmente muito próximas e, talvez, ela percebesse a minha ansiedade, tristeza e inquietação em relação às famílias adotivas em potencial e isso afetasse a forma como ela agia. Ou, talvez, as famílias não tivessem conseguido se conectar com Jane por perceberem o quanto eu me tornara próxima dela.

Na terça à noite, antes da nossa viagem, Deb veio buscar Jane para levá-la a um novo lar temporário e continuar o processo para encontrar uma família definitiva. Os brinquedos dela estavam todos embalados, junto com o pratinho, a guia e outros itens. Dizer adeus foi uma das coisas mais difíceis que já fiz. Abracei-a, afaguei suas orelhas e a beijei na testa sussurrando "eu te amo" com a boca encostada em seu pelo. Queria absorver tudo dela para me lembrar para sempre de como era, como cheirava, como se mexia em meus braços.

Ela tinha melhorado tanto conosco e eu queria, mais do que tudo, poder explicar por que ela estava indo embora.

— Seja uma boa menina — recomendei. — Seja boa para a sua nova família.

Mal dormi naquela noite me perguntando como estaria Jane na nova casa temporária, se sentia nossa falta e estava esperando que fôssemos buscá-la. Também me preocupava como Stella iria lidar com isso. Ela tinha ficado muito próxima de Jane e agora a melhor amiga tinha ido embora. Não havia como explicar a Stella por que Jane havia partido; além disso, pela manhã, eu e Brian íamos nos separar de Stella pela primeira vez desde que ela entrou na nossa família.

Viajamos na quarta-feira de manhã. Caitie iria cuidar de Stella enquanto estivéssemos fora e eu tinha providenciado para que minha amiga Alana cuidasse de Stella durante o dia enquanto Caitie estava na escola. O voo durou cerca de três horas e, assim que pousamos no Arizona, liguei o celular e percebi que tinha perdido várias mensagens de Alana. *Ah, não, ah, não.* Minha cabeça disparou. *Aconteceu alguma coisa com Stella e estou do outro lado do país. Nunca deveria tê-la deixado sozinha. Ela não estava preparada para isso. Nem eu.*

Quando finalmente consegui falar com Alana, ela disse que, ao chegar em casa para ver Stella, percebeu que ela havia tido uma diarreia explosiva. Além de estar suja e malcheirosa, estava tão envergonhada e chateada por ter sujado a gaiola que estava inconsolável.

— Limpei o melhor que pude e agora ela está bem — explicou Alana. — Está chateada, mas não parece doente. Vou ficar de olho nela até Caitie chegar, por precaução.

— Obrigada, Alana. Ligue para mim imediatamente se houver alguma mudança.

Se dependesse de mim, teria pegado o próximo voo de volta para Indiana, mas tínhamos um casamento para ir e eu não queria decepcionar a família de Brian. *E talvez seja bom para Stella também*, raciocinei, *se acostumar com o fato de não estarmos em casa o tempo todo.*

A diarreia de Stella continuou. A situação ficou tão ruim que Caitie acabou dormindo num tapete no chão de ladrilho ao lado da gaiola, no hall de entrada, perto da porta da frente. Caitie tinha que estar por perto caso

Stella precisasse, caso contrário não haveria tempo para Stella sair e fazer as necessidades, e, se sujasse a gaiola, ficaria desolada de vergonha novamente. Stella estava um caco, Caitie estava um caco e eu estava um caco. As duas meninas estavam exaustas e eu também, tentando monitorar a situação a dois mil e setecentos quilômetros de distância.

Na manhã de sábado, a diarreia de Stella estava com sangue e ela tinha perdido mais de dois quilos nos três dias que estivemos fora. Disse a Caitie para levar Stella ao veterinário. Ele fez um exame completo e não conseguiu encontrar nada fisicamente errado com Stella. Atribuiu a diarreia à ansiedade da separação. Fiquei extremamente aliviada por não ser algo pior, mas também me senti péssima por ter causado a Stella todo esse estresse e desconforto ao me ausentar. Há um ditado que diz que uma mãe só pode ser tão feliz quanto o filho menos feliz. Eu alteraria o ditado para incluir: "Você só pode ser tão feliz quanto o seu cão menos feliz". Estava achando difícil aproveitar qualquer coisa sabendo que Stella estava tão longe e tão perturbada.

O único aspecto positivo nisso tudo foi Caitie. Ela se mostrou muito madura e responsável ao lidar com Stella. Ninguém acreditaria que era a mesma jovem que estava pensando em suicídio apenas sete meses antes. Stella a ajudou a crescer e a se tornar mais forte e confiante.

Assim que chegaram do veterinário, Caitie me mandou um vídeo de Stella uivando, soando tão triste, um som que nunca tinha ouvido antes. Quase partiu meu coração.

— Diga a ela que vou chegar amanhã — pedi. — É só mais um dia — esperando em vão que ela entendesse.

A festa de casamento foi linda, mas, sinceramente, minha cabeça estava em outro lugar, presa em Indiana, preocupada com Stella e também com Jane, pensando se ela estava indo bem com a família temporária. Não conseguia relaxar, querendo voltar para casa e ver Stella novamente com meus próprios olhos.

Quando veio nos buscar no aeroporto, Caitie trouxe Stella na guia ao seu lado e, assim que nossos olhos se encontraram, Stella disparou direto na minha direção, o rabo abanando a cem quilômetros por minuto, pulando e me cobrindo de beijos. Fiquei de joelhos e a abracei.

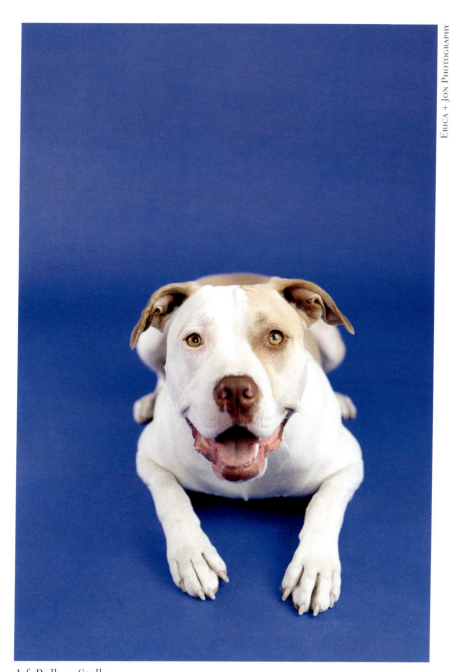

A faBullosa Stella.

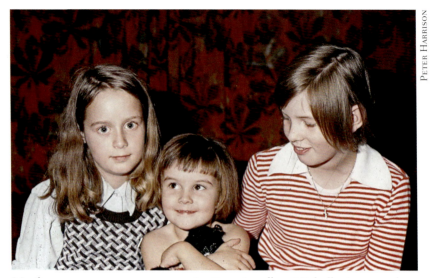

Marika aos quatro anos com suas irmãs mais velhas Michelle, à esquerda, e Martine, à direita.

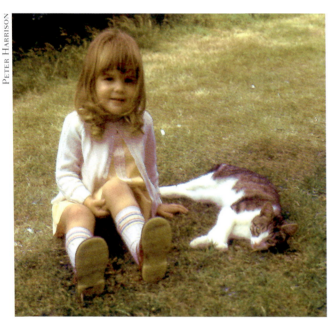

Marika aos três anos na Inglaterra.

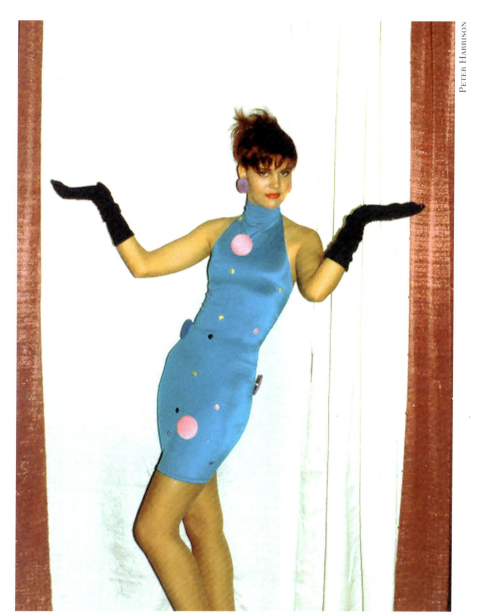

Marika modelando quando era adolescente.

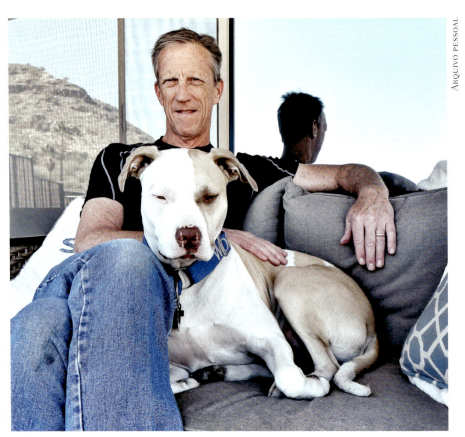

Stella e o papai que "tinha certeza de que não queria um cachorro".

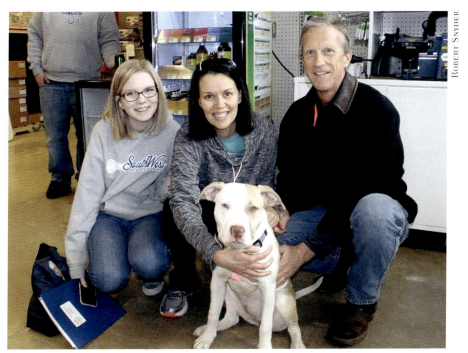

O dia da adoção! Stella finalmente encontra sua família. 13 de fevereiro de 2016.

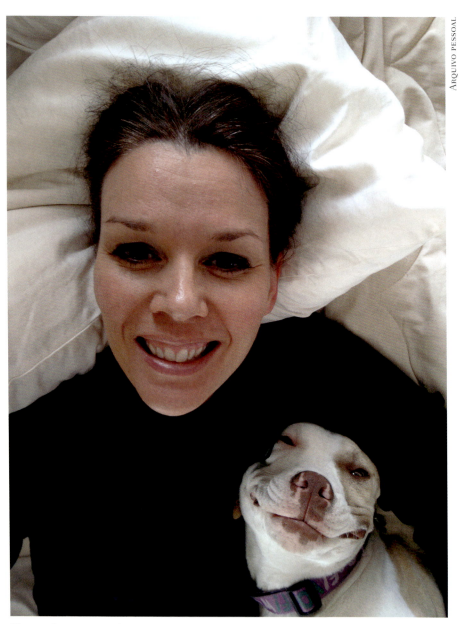

Um sorriso para as câmeras.

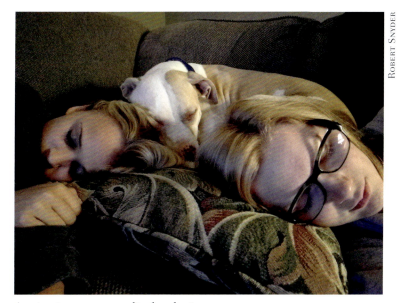

A primeira soneca no dia da adoção.

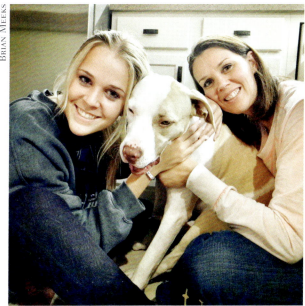

Carly, que foi passar uns dias em casa, depois de ir para a universidade, com Stella e Marika.

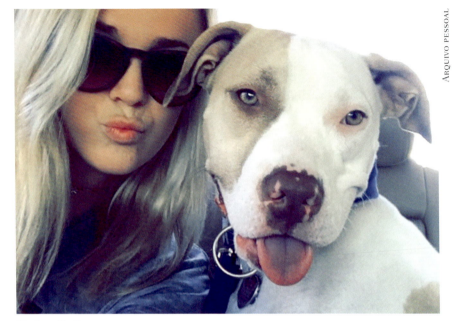

Carly e Stella.

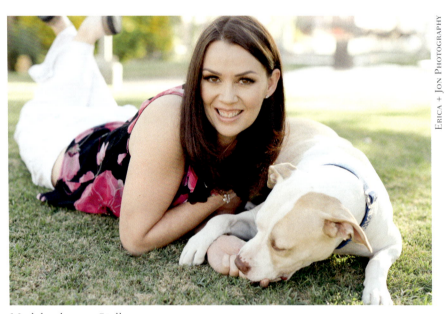

Modelando com Stella.

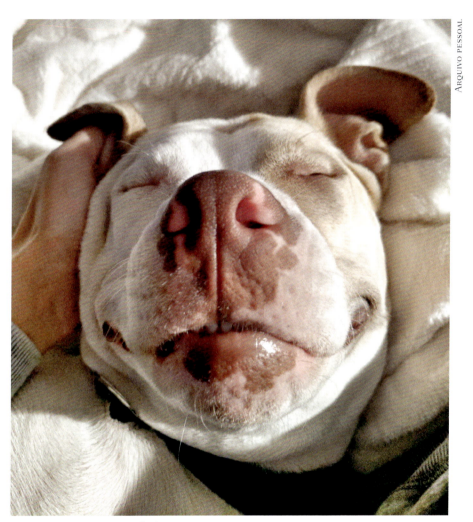

Quem não ama um carinho?

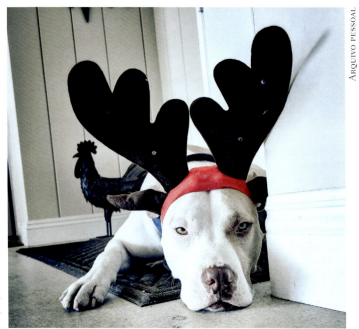

Juro que Stella estava animada para o Natal!

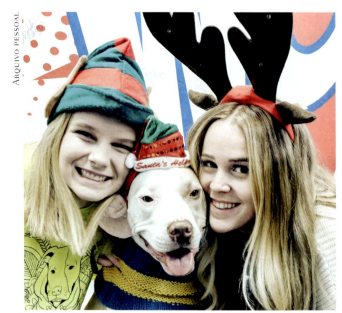

Caitie, Stella e Carly, Natal de 2017.

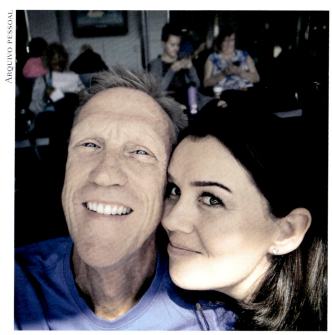

Brian e Marika.

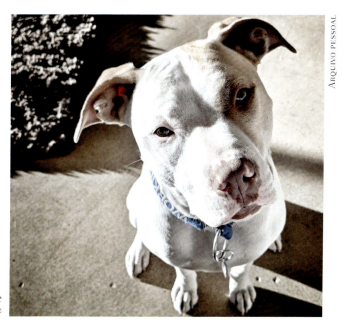

Quem resiste a essa carinha?

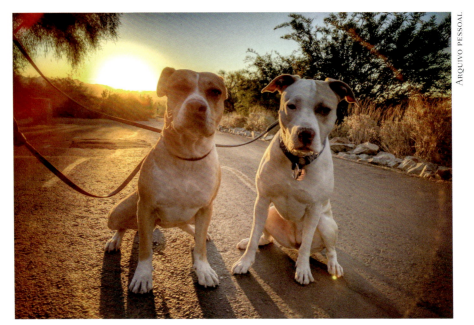

Stella e Roxy, sua irmã de criação.

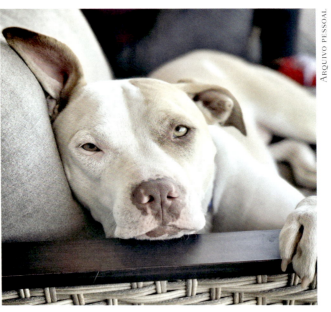

Sempre atenta.

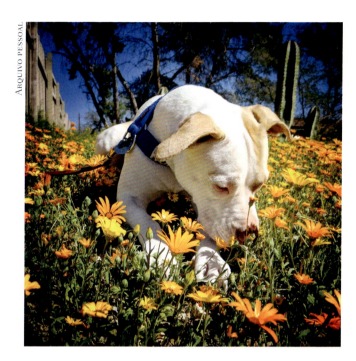

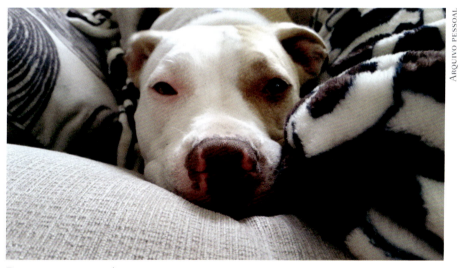

Brincar cansa muito!

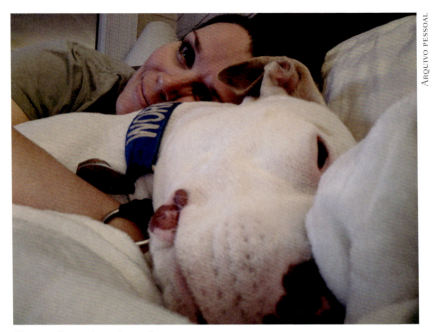

Companheira de todas as horas.

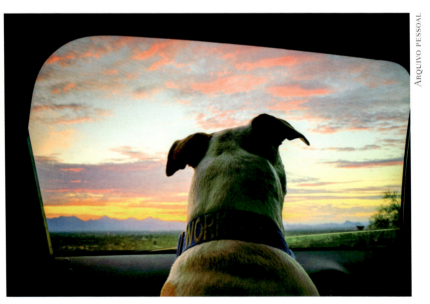

Stella só viaja na janela.

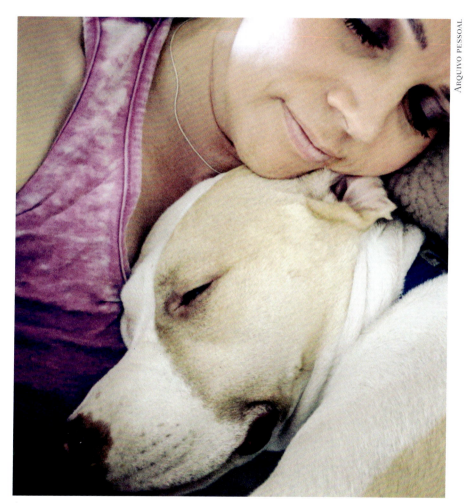

Amor sincero.

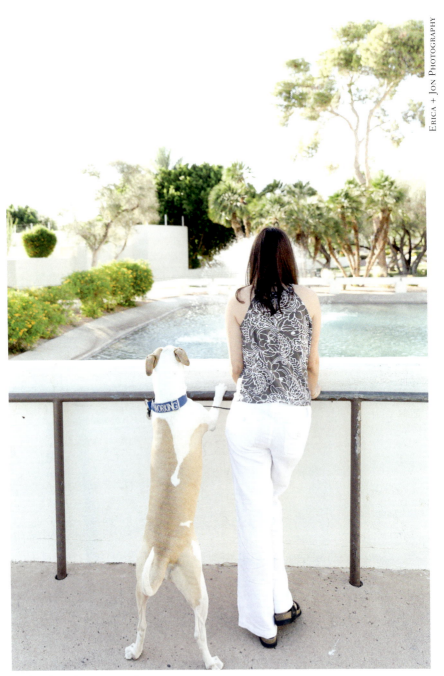

Vislumbrando juntas o futuro.

— Também senti sua falta, Stelly — disse, enterrando o nariz no pescoço dela. — E nunca mais vou deixar você sozinha de novo. — Como que por milagre, a diarreia parou quase instantaneamente assim que chegamos em casa.

A manhã seguinte foi uma felicidade total. Brian acordou cedo, como sempre, levou Stella para passear e depois a deixou solta para correr escada acima até o quarto, onde pulou na cama exigindo amor.

Estávamos aninhadas embaixo das cobertas quando Caitie entrou na ponta dos pés para ver se estávamos acordadas. Ergui uma ponta do edredom e a convidei para se juntar a nós. Caitie pulou na cama e nós três nos aconchegamos, curtindo a companhia umas das outras. Como foram preciosos esses momentos. Tinha que agradecer a Stella por ser a cola que fez com que eu e Caitie voltássemos a nos aproximar depois de um relacionamento tão tenso e fraturado.

— Estou tão orgulhosa de você — disse a Caitie enquanto Stella se reposicionava entre nós duas. — Sei que foi difícil, mas você cuidou muito bem de Stella. Não teria aguentado se você não estivesse aqui com ela.

Ela deu de ombros como os adolescentes costumam fazer quando sabem que algo importante foi dito, mas não querem admitir.

— Estou contente por ela ter melhorado — falou. — Mas sinto falta de Jane — acrescentou.

— Eu também — concordei. A casa estava tão vazia sem ela.

— Mãe, acho que você deveria fazer uma pausa nesses acolhimentos provisórios — disse em voz baixa. — É muito difícil e o estresse não é bom pra sua saúde.

Fiquei muito emocionada e contente ao constatar que minha filha tinha amadurecido tanto e se tornado uma jovem atenciosa e cuidadosa. *Quando isso aconteceu? Parece que foi ontem que ela ainda era uma menininha séria de rosto redondo que adorava livros, quebra-cabeças e jogos...*

Por dentro, eu estava dilacerada. Não conseguia me imaginar pegando outro cão temporariamente e sofrendo de novo a dor da separação. Mas, por outro lado, se tivéssemos a oportunidade de salvar a vida de um cachorro, como poderíamos dizer não?

Certo, minha intuição, diga o que devo fazer. Sei que deveria fazer mais, mas ainda estou procurando a peça que falta. Sem dúvida, haverá outro cachorro em apuros, outro pit bull prestes a ser sacrificado e vou querer fazer tudo de novo. Mas, por ora, vou seguir o conselho de Caitie e dar um tempo para o meu coração se curar. Vamos deixar a ferida recente cicatrizar antes de passar por isso de novo.

Capítulo Dez
Nasce um pai de cachorro

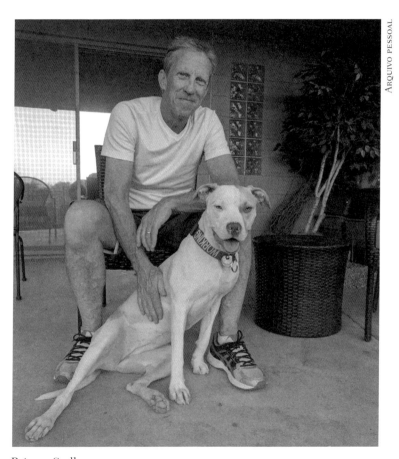

Brian e Stella.

2016

Desde a adoção de Stella, uma das coisas mais bonitas e comoventes tem sido observar o relacionamento que ela desenvolveu com Brian, o cara que tinha certeza de que "não queria que tivéssemos um cachorro". É inacreditável, porque, hoje, Brian é o melhor e mais dedicado "pai de cachorro" que posso imaginar, e por mais que Stella me ame, não há dúvida de que Brian é a figura paterna, o macho alfa, o líder da matilha, quem ela procura instintivamente quando está magoada ou com medo. Stella também ajudou Brian e eu a nos aproximarmos como casal, a revitalizar nosso casamento depois que o tratamento do câncer criou uma barreira emocional e geográfica entre nós, ameaçando nos enviar para direções diferentes.

Antes de Brian entrar na minha vida, eu tinha quase desistido de encontrar o verdadeiro amor. Tinha uma carreira envolvente e gratificante, casa própria e duas filhas fantásticas — não seria o suficiente? Eu já não desfrutava das graças que poderia esperar? *"Felizes para sempre" é coisa de livros e filmes*, pensava. *A vida de verdade não é nada disso.*

Para entender realmente o que Brian significou para mim e como nosso relacionamento mudou minha vida, vale a pena contar um pouco mais sobre o que passei com meu primeiro marido, Don. É um desafio falar (ou escrever) sobre esse momento da minha vida e sobre o relacionamento com Don. Não tenho intenção de envergonhá-lo ou de constranger nossas famílias, especialmente porque ele é e sempre será o pai das minhas filhas. Por outro lado, ele é parte da minha jornada, uma parte dolorosa da experiência que preciso assumir plenamente contando a minha verdade. Por meio de Stella, me tornei uma pessoa pública, dando palestras, apresentando-me em seminários e conferências, falando com a mídia, e aprendi a importância de ser autêntica e revelar meu verdadeiro eu para o público, com defeitos e tudo. As pessoas são perceptivas e sabem quando se está escondendo algo. Portanto, é com o espírito de honestidade e humildade que relato aqui a minha história.

Quando eu e Don nos conhecemos, eu tinha dezenove anos, morava na Califórnia e trabalhava em uma pequena empresa familiar de quatro pessoas que vendia equipamentos para a polícia. A empresa estava instalada num grande armazém que fazia parte de um complexo industrial bem maior. Era um lugar solitário para trabalhar e os visitantes eram, portanto, raros e despertavam interesse.

Don era contador e foi contratado para auditar a empresa. Não posso dizer que foi amor à primeira vista, mas eu o achei interessante. Tinha vinte e oito anos, nove anos mais velho do que eu, tinha quase a minha altura, constituição mediana, cabelo castanho-claro e olhos verde-azulados. Era muito sério, muito profissional, com uma atitude severa e objetiva. Foi ao escritório duas vezes por semana durante várias semanas para fazer a auditoria e passei a ficar ansiosa por suas visitas. Meu objetivo era seduzi-lo ou, ao menos, romper seu exterior frio e fazer com que se soltasse um pouco.

Infelizmente, nada do que eu fazia atraía sua atenção e percebi que ele simplesmente não gostava de mim. Já estava quase desistindo, mas, um dia, trouxe alguns biscoitos de chocolate caseiros para ele. Don me agradeceu e enquanto dividíamos os biscoitos e conversávamos, achei que finalmente estávamos nos conectando. *Sim! Sucesso! Viva o poder de sedução das gotas de chocolate!*

Ele me convidou para sair e começamos a namorar. Não posso dizer que era louca por ele, mas enxergava em Don a possibilidade de respostas e um caminho a seguir, principalmente por ser mais velho e parecer tão maduro e estabelecido em comparação a mim. Minha adolescência foi um período confuso e solitário. Cresci me sentindo isolada, invisível e insignificante, ofuscada pelos meus pais e irmãs mais velhas, sem encontrar o meu caminho. Odiava o ensino médio e bastou um semestre na faculdade para perceber que não era para mim. Houve muita pressão para eu voltar a estudar, obter um diploma, me estabelecer, ter um plano e "fazer alguma coisa" com a minha vida.

Depois de apenas três meses de namoro, Don me levou para jantar em um bom restaurante à beira-mar e me pediu em casamento. Não foi uma surpresa total, pois já tínhamos conversado sobre ficar noivos e até escolhemos um anel. Mesmo assim, foi emocionante ouvir um homem perguntar "Quer se casar comigo?", e eu disse sim imediatamente.

Mas logo depois pedi licença para ir ao toalete, onde me olhei no espelho e vi o rosto pálido e preocupado de uma adolescente confusa, de cabelo comprido e olhos castanhos grandes e tristes. Minha cabeça estava girando, meu estômago estava embrulhado e, no fundo, tinha dito sim não por amor, mas por não querer desapontá-lo e porque parecia a coisa certa a fazer. *Mas Don gosta de mim,* pensei. *Está interessado em mim e em tudo o que faço. Ninguém nunca se interessou por mim desse jeito. É amor, não é?*

Don e eu fugimos para nos casar em 4 de agosto de 1991, quando eu ainda tinha apenas dezenove e ele, vinte e oito anos. Logo percebi que o que havia interpretado como amor, especificamente como ele me fazia sentir antes de nos casarmos — relevante e importante —, era na verdade somente um meio de me controlar. Depois do casamento, comecei a ver a verdade. Nossa vida juntos era muito organizada e tudo tinha que ser feito do jeito dele. Por exemplo, os interruptores de luz tinham que ser assim: "para cima" para ligar e "para baixo" para desligar. A luz no corredor do segundo andar podia ser ligada ou desligada no térreo ou em cima, então Don instalou um dispositivo para evitar que o interruptor ficasse na posição "errada", mesmo que significasse que Carly e Caitie às vezes tivessem que subir para o quarto no escuro.

Abri mão de muitas coisas por Don, deixando de lado o que era importante para mim, sacrificando meus desejos e necessidades para manter a paz. Parei de pendurar quadros e fotos na parede porque sabia que faria "errado". Parei de pegar a correspondência da caixa de correio; ia até a caixa quando Don não estava em casa, verificava as cartas para ver se havia alguma importante para mim, depois deixava o resto lá para Don pegar mais tarde e lidar do jeito "dele".

Tinha que negociar com ele até quando queria algum carinho e atenção.

— Por que você não vem sentar comigo aqui no sofá? — perguntei uma noite, apontando para o lugar ao meu lado enquanto estávamos na sala assistindo à TV, eu no sofá e ele em sua poltrona. — Só um pouquinho.

— Estou confortável aqui — respondeu ele, sem desgrudar os olhos da tela.

— Ah. Bem, será que a gente poderia assistir à TV juntos no sofá três noites por semana? — perguntei delicadamente.

Ele mexeu a cabeça.

— Não posso me comprometer com isso.

— Que tal então duas vezes por semana?

Ele fez uma careta.

— Não estou preparado para concordar com isso.

— Uma vez por semana, talvez?

— Não sei.

Eu me senti muito envergonhada e humilhada. Que tipo de mulher precisa implorar ao marido para se sentar ao lado dela? Eu me sentia impotente, desprezada e não amada.

As finanças também eram estritamente controladas: precisava apresentar os recibos de tudo que comprava e o orçamento que havíamos combinado permitia a cada um apenas um dólar para o almoço e um dólar e cinquenta centavos para o jantar, todos os dias. Meu almoço no trabalho consistia em uma lata de sopa de legumes Campbell — e tinha que ser de legumes, pois as sopas com carne custavam mais caro.

No primeiro ano do casamento, compramos uma casa. Logo depois que fechamos negócio, eu estava muito animada, falando sobre comprar alguns itens para a casa nova, quando Don bateu com a mão no volante e gritou:

— Está falando sério? Você nunca pensa na nossa aposentadoria?

Com dezenove anos, aposentadoria não estava exatamente no topo da minha lista de preocupações.

Naquele momento, tive um lampejo de realidade: *Sério, você vai brigar comigo por causa de algumas bugigangas?* Vivíamos em mundos diferentes, não só em relação a dinheiro, mas em tudo. Como poderia funcionar a longo prazo?

Não éramos pobres. Além de uma casa própria, tínhamos bons empregos e algum dinheiro no banco. Mas, se atingíssemos o limite do orçamento antes do fim do mês, precisávamos apertar o cinto até o calendário mudar de página. As visões divergentes em relação a dinheiro chegaram ao auge quando eu estava grávida de oito meses da nossa primeira filha, Carly, e ficamos sem leite antes de o mês acabar.

Quando disse a Don que precisava de dinheiro para comprar leite, ele respondeu com firmeza:

— Não. Leite agora só no mês que vem.

O quê? Que loucura. Não iria privar o bebê não nascido de nutrientes vitais para não gastar um dólar e meio num litro de leite, então saí e comprei o leite assim mesmo. Acho que eu sabia que as coisas nunca iriam melhorar, mas me sentia paralisada. *Não há nada que eu possa fazer,* dizia a mim mesma. *Tenho que aguentar. Sou casada, estou grávida, preciso fazer esse casamento funcionar.* Naquele dia, morri um pouco por dentro e a perspectiva de ter uma relação baseada no amor, no respeito mútuo e na parceria ficou ainda mais fora de alcance.

Além da questão com o dinheiro, Don tinha um problema com a bebida, que piorou quando nos mudamos da Califórnia para Fort Wayne, em 1996. Quando estava sóbrio, era frio, indiferente e retraído, mas, quando bebia, sua personalidade mudava completamente e ele ficava simpático, feliz, tagarela, pelo menos até ficar sóbrio de novo.

Eu vivia pisando em ovos, sempre prendendo a respiração, sem saber com qual Don iria lidar naquele dia. Contava as latas de cerveja na geladeira para saber quanto ele tinha bebido para agir de acordo. Um dia, quando Carly ainda era criança e eu estava grávida de oito meses de Caitie, Don saiu para fazer uma compra no Home Depot. Assim que vi as lanternas traseiras do carro desaparecerem na estrada, abri a geladeira e contei as latas de cerveja. *Quatro a menos que hoje de manhã. Ele está bêbado demais para dirigir — tenho que fazer alguma coisa antes que mate alguém!* Tentei ligar para o celular, mas estava desligado, como de costume. Usava o telefone para fazer ligações, mas se recusava a receber chamadas, então não havia como entrar em contato com ele.

Horas se passaram sem nenhum sinal dele. Eu estava morrendo de preocupação — de jeito algum ele ainda estaria no Home Depot, se é que tinha ido mesmo lá. Será que sofreu um acidente e está ferido ou morto? Ou feriu ou matou outra pessoa?

Abri a porta da garagem e sentei no degrau com Carly no colo, esperando ele voltar para casa, com o estômago revirando de preocupação. Quando ele finalmente chegou, não falou uma palavra sobre onde estava. Quando tentei dizer o quanto fiquei assustada e preocupada, ele explodiu, me chamando de exagerada e irracional. Naquele momento, apenas me fechei e engoli os sentimentos com medo de provocá-lo ou de piorar ainda mais as coisas. Estava morrendo por dentro de um jeito que não percebi até anos depois, quando Brian, e mais tarde Stella, abriram minha mente e meu coração para o verdadeiro amor.

Em 2005, eu e Don estávamos casados havia treze anos; Carly e Caitie tinham nove e seis anos, respectivamente. Nada tinha melhorado entre nós e eu me sentia sozinha e infeliz, mas, quando propus que fizéssemos terapia, Don me ignorou, dizendo:

— Estou feliz com o jeito como as coisas estão. Por que deveria fazer terapia?

Bem, está bom para você, pensei. Envergonhada e constrangida, me recolhi ainda mais com os meus sentimentos e não ousei perguntar novamente.

Ser casada com Don me fazia sentir como se estivesse na aula de ginástica do ensino médio, correndo pela pista enquanto Don, o treinador mal-humorado de prancheta e apito, cronometrava o tempo me espicaçando, gritando ofensas e, secretamente, esperando que eu tropeçasse e caísse para ele poder lavar as mãos, seguro de que eu tinha comprovado que era verdade o que achava de mim: eu era um fracasso total e absoluto em tudo.

Nessa época, eu e Don havíamos comprado uma parte da Britannia e nos tornamos sócios dos meus pais, que estavam ficando mais velhos e se preparando para a aposentadoria. Não havia um plano de sucessão oficial em vigor, mas o entendimento tácito sempre foi que eu assumiria e comandaria a Britannia assim que minha mãe e meu pai se afastassem. Mas eu tinha outros planos.

Havia muito tempo, nutria o sonho secreto de ter um restaurante e, depois de muito pesquisar, encontrei uma oportunidade incrível de abrir a primeira franquia de lanchonetes da rede Jimmy John's em Fort Wayne. Era exatamente o que eu estava procurando, mas tinha medo de contar aos meus pais, principalmente ao meu pai, pois achava que ele ficaria irritado e desaprovaria minha atitude. Mesmo já com trinta e três anos, eu não conseguia confrontar meus pais ou ir contra a vontade deles. Como nós quatro éramos donos da empresa, minha saída teria um grande impacto. Eles não haviam planejado um futuro que não me incluísse, então, ao sair da Britannia, estaria pondo em risco a possibilidade de se aposentarem.

Tinha resolvido seguir em frente com a franquia e precisava contar aos meus pais, mas continuei procrastinando. Estava péssima, nervosa e estressada sem saber como eles reagiriam à notícia.

Continuei presa àquela dança terrível a que nos submetemos quando tentamos evitar algo desagradável; todos os dias eu acordava e dizia a mim mesma: *Bem, hoje é o dia. Hoje eu vou falar com eles.* Porém, invariavelmente, encontrava um motivo para adiar. *Hoje não é um bom dia; melhor contar amanhã,* concluía. *Amanhã, as estrelas e os planetas estarão alinhados a meu favor.*

Finalmente, depois de muito protelar, cheguei ao prazo final absoluto, ao fim da linha, era agora ou nunca. Se não contasse a eles, seria tarde demais para assinar a papelada da franquia e eu perderia para sempre a chance de abrir uma Jimmy John's. Meu coração batia forte e minhas mãos agarravam o volante quando dirigi para o trabalho naquela manhã, ensaiando na cabeça a melhor maneira de dar a notícia. *Mãe, pai, está difícil, mas tenho algo pra contar... Mãe, pai, vocês têm um minuto? Podemos conversar?*

De repente, o celular tocou. Olhei para baixo e vi que era minha irmã mais velha, Martine. *Hum. Estranho. Por que ela estaria ligando?*

— Oi, Martine, tudo bem?

— Marika, a mamãe foi levada para o hospital com dores no peito. — Sua voz parecia nervosa, apressada e sem fôlego.

O carro deu uma guinada, quase bati no veículo na pista ao lado.

— Ah, meu Deus! O que aconteceu? Como ela está?

— Ainda não sabem. Estão fazendo exames. Acabei de sair de lá, estou voltando para o escritório. Papai ficou com ela.

— Estou indo para o hospital agora mesmo — prometi e desliguei.

Ainda confusa, fiz o retorno assim que pude e tomei o caminho do hospital. Tudo que importava era saber se minha mãe estava bem, mas, no fundo da minha mente, uma vozinha dizia: *Você se ferrou, Marika. Esperou demais. Agora não há como dizer a eles.*

Cheguei ao hospital e corri para a emergência. Minha mãe estava estável, acordada e conversando. Os resultados dos exames deram todos normais e não tinha sido um ataque cardíaco. O diagnóstico preliminar foi estresse. *Ela está sob muita pressão no momento,* refleti, *e eu estou prestes a piorar a situação dizendo do nada que vou sair da empresa. Como sou idiota...*

Minha mãe não queria que ficássemos preocupados com ela e meu pai estava lá. Então, quando ficou claro que ela estava bem, fui para o escritório. No caminho, liguei para Martine para informá-la sobre o estado de saúde da nossa mãe. Martine não sabia sobre a Jimmy John's nem dos meus planos de sair da Britannia, então, contei tudo a ela. Estava tão triste e frustrada que precisava desabafar.

— A culpa é só minha — admiti. — Fiquei adiando, adiando e, agora, é tarde demais... perdi a oportunidade. Agora não dá mais pra dizer a eles... o que eu vou fazer, matar nossa mãe sendo egoísta?

— Marika, você precisa fazer o que é necessário por si mesma, não pelos nossos pais — aconselhou Martine. — Se precisa dizer a eles hoje, diga hoje mesmo. Não perca a chance.

Suas palavras de apoio me deixaram esperançosa pela primeira vez naquele dia. Percebi que nunca teria me permitido falar com meus pais naquelas circunstâncias, mas ouvir Martine me deu forças para acreditar que sim. *Por que não consigo nunca acreditar em mim mesma?,* ponderei. *Por que a confiança não pode vir de dentro de mim? Por que a aprovação sempre tem que vir de alguma fonte externa?*

Martine está certa. É agora ou nunca. Fiz o retorno mais uma vez e voltei para o hospital. A essa altura, minha mãe já estava internada, em observação, então fui até o quarto dela, e meus pais ficaram surpresos ao me verem de volta tão cedo.

— Algum problema, Marika? — indagou minha mãe quando entrei no quarto, pálida e trêmula. Estava tão nervosa que mal conseguia falar. Não queria deixá-los ainda mais assustados, já havia estresse demais para um dia só, por isso, me forcei a expressar as palavras que tinha ensaiado tantas vezes na cabeça.

— Mãe, pai, tenho algo para contar que provavelmente vocês não querem ouvir. Gostaria que não fosse hoje, mas não posso esperar mais. Sei que vocês imaginam que vou assumir o controle da Britannia quando se aposentarem, mas decidi que não quero fazer isso. Meu sonho é ter um restaurante e surgiu uma oportunidade de abrir a primeira franquia da Jimmy John's em Fort Wayne.

Ainda estava tremendo quando terminei de falar e fiquei esperando, tentando interpretar as expressões nos seus rostos. *Bem, pelo menos já disse,* pensei. *O pior já passou, tirei isso do peito.* Pela primeira vez em dias, inspirei fundo e senti que podia respirar de novo.

Nem minha mãe nem meu pai falaram muito depois do anúncio, a não ser que tinham ouvido e entendido. Mas, enquanto voltava ao trabalho, refleti que meu pai voltaria ao escritório assim que minha mãe se acomodasse para passar a noite, e eu temia aquele confronto. Tinha certeza de que meu pai ficaria irritado, decepcionado ou, pior, que me daria uma bronca e romperia relações comigo.

Quando entrei no escritório, tinha um lindo buquê de flores esperando por mim na mesa. Fiquei muito surpresa. Não poderia ser de Don, ele nunca gastaria dinheiro com algo tão fora do orçamento. Quando desembrulhei as flores, tinha um cartão que dizia: "Vá em frente, querida! Com amor, Papai". Comecei a chorar. Foi uma grande surpresa e alívio ter o apoio dele. *Agora, eu posso,* pensei. *Posso trabalhar para tornar meu sonho realidade.*

Saí da Britannia no fim de 2005. Sem poder contar comigo para assumir o comando, meus pais resolveram vender a empresa e fecharam o negócio no verão de 2006, permitindo que se aposentassem em seguida e, depois, minha mãe nunca mais teve qualquer problema de saúde relacionado a estresse. Estranhamente, minha saída foi a melhor coisa que poderia ter acontecido, pois, se continuasse, meus pais teriam permanecido envolvidos com a empresa e estressados.

Após a aprovação da requisição de franquia da Jimmy John's, eu precisava arranjar um local para instalar a lanchonete. Nunca tinha feito nada parecido antes, mas encontrei uma loja num shopping center local que era perfeito. O administrador do shopping era um sujeito chamado Brian Meeks. Conversamos várias vezes ao telefone enquanto negociava o local e fiquei impressionada com sua gentileza, paciência e prestatividade, sempre disponível para responder minhas perguntas em profundidade e nunca me sentia boba ou ingênua quando não entendia alguma coisa.

Finalmente, chegou a hora de nos encontrarmos pessoalmente. De forma alguma imaginei que a reunião fosse mudar minha vida; era apenas uma reunião de negócios comum como tantas outras de que participei na época. Agora, olhando para trás, os detalhes daquele dia continuam gravados na minha memória, tão nítidos como se tivessem acontecido ontem.

O céu tinha um azul elétrico vivo enquanto eu dirigia para o escritório de Brian, onde nos encontramos numa sala de conferências. Ainda lembro como estava vestida naquele dia, uma roupa descontraída, sandálias, calça marrom e blusa coral de linho. Ele entrou, se apresentou e imediatamente fiquei encantada com seu sorriso caloroso, seus olhos azuis e o firme aperto de mão. Era vários anos mais velho do que eu, mas a personalidade pragmática fez com que me sentisse à vontade. Estava vestido de modo casual também, calça social e camisa da Nautica com estampa de patchwork.

Enquanto conversávamos sobre o espaço do restaurante, ele foi muito sério e profissional. Como era do meu feitio, me propus a quebrar o gelo e fazer com que se soltasse. Desta vez, não precisei recorrer a biscoitos de chocolate — ele relaxou um pouco e falamos sobre outras coisas além de negócios. Fiquei sabendo que era casado e tinha filhos já adultos. Falei sobre Don e as meninas, mas deixei de fora os detalhes sobre as dificuldades no casamento. Quando a reunião terminou, ele apertou minha mão calorosamente e disse:

— Marika, se precisar de alguma coisa ou tiver qualquer dúvida, ligue para mim. Estou aqui para ajudar.

Quando olhei em seus olhos, soube instintivamente que era alguém em quem podia confiar, principalmente durante o difícil período da instalação da lanchonete. Para ser sincera, a atração, o desejo de transformar aquele relacionamento em algo mais do que uma amizade já estava presente, mas não havia o que fazer a respeito. Éramos casados e nossas vidas já eram complicadas o bastante. *Então, vai ser uma amizade*, refleti ao entrar no carro para ir embora. *Estou muito contente por finalmente ter encontrado alguém com quem posso contar. Nunca precisei tanto de um amigo quanto agora.*

Assim que fui aprovada para obter a franquia da Jimmy John's, no início de 2006, começou o verdadeiro trabalho. Montar e abrir o restaurante foi um processo que durou vários meses, com novos desafios a cada etapa do caminho. Brian estava presente sempre que eu precisava dele, fosse para ajudar a revisar contratos e documentos do aluguel, ler e interpretar plantas ou, quando começamos a reforma da loja, contratando empreiteiros e eletricistas e garantindo que tudo corresse conforme o planejado.

A curva de aprendizado foi acentuada naqueles primeiros dias, pois eu não tinha ideia do trabalho necessário para administrar um restaurante. A lanchonete foi inaugurada em outubro de 2006 e, nos primeiros dezoito meses, eu trabalhava sete dias por semana, muitas vezes até altas horas da madrugada, e cada dia tinha novos e inesperados desafios. O plano original era que Don me ajudasse a administrar o local cuidando da contabilidade, mas ele era tão difícil e obstrucionista que, afinal, me cansei e preferi que ficasse em casa. Desde então, ele não ajudou ou contribuiu em nada para o negócio. Felizmente, eu tinha Brian para me apoiar e aconselhar.

Com o tempo, Brian se tornou meu melhor amigo e eu desejava que se transformasse em algo mais. Lembro-me de um dia ele entrar na lanchonete, em pleno inverno, quando estava muito frio, com um casaco comprido de lã. Dei uma olhada para ele e só consegui pensar que gostaria muito de estar aninhada naquele casaco. Imaginei a cena vivamente, Brian me envolvendo com o casaco e me puxando para perto, onde eu realmente me sentiria aquecida, segura e tranquila pela primeira vez na vida, protegida do mundo exterior.

Eu e Brian nos encontrávamos com certa frequência no café do shopping onde funcionava meu Jimmy John's. Certo dia, estávamos lá tomando um café e comentando algo sobre a lanchonete. Não lembro como chegamos ao assunto, mas a certa altura fiz uma observação meio fora de hora:

— Don é meu porto seguro.

— De que forma ele é seu porto seguro? — quis saber Brian. Ele tinha uma expressão irritada que eu não estava acostumada a ver naquele homem normalmente sereno e plácido. — Por tudo que você me disse, ele nunca está presente quando você precisa. Não me parece um "porto seguro".

Murmurei algo sobre aceitar Don como ele era e que, depois de tantos anos de casamento, pelo menos eu sabia com o que estava lidando.
— Você não acha que merece mais do que isso? — perguntou Brian.
Não. Acho que não, admiti para mim mesma.
Na manhã seguinte, depois de um entrevero particularmente desagradável com Don, encontrei-me com Brian e sentamos para conversar. Quando falei sobre o que estava acontecendo, ele bateu a mão na mesa e disse bruscamente:
— Pelo amor de Deus, Marika, até quando você vai aguentar isso?
Nunca o tinha visto reagir tão emocionalmente e, de início, me arrependi de ter contado a ele. *Agora Brian também está chateado comigo*, presumi enquanto dirigia para casa naquela noite. Mas quanto mais pensava a respeito, mais percebia que Brian não ficou irritado *comigo*, ficou irritado *por mim*. Até então, nunca ninguém tinha me apoiado daquele jeito. Ele abriu uma porta, só uma frestinha, e deixou entrar a primeira luz para a minha emancipação.

Em 2008, eu e Don estávamos divorciados e o casamento de Brian também tinha terminado. Nossa amizade continuou forte, mas havia pouca chance de se transformar em algo mais do que isso quando Brian se mudou de Fort Wayne para Indianápolis, a duzentos quilômetros de distância, em busca de melhores oportunidades no mercado imobiliário comercial. Depois de um casamento de vinte e quatro anos, ele não tinha intenção de começar outro relacionamento sério em seguida, e eu entendia perfeitamente. Eu também ainda estava lidando com as consequências emocionais do fim do meu casamento.

Mesmo depois de Brian ter se mudado, continuamos em contato, falando ao telefone todas as manhãs, enviando mensagens de texto durante o dia e conversando por videochamadas à noite. Às vezes, deixávamos a chamada aberta enquanto assistíamos a um filme juntos, à distância, ele em Indianápolis e eu em Fort Wayne. Dessa forma, continuamos conectados, mesmo estando tão distantes. Também nos visitávamos em fins de semana, mas era uma longa viagem de duas horas e meia e especialmente difícil no inverno por causa do gelo nas estradas.

Depois de dois anos, tive que ser honesta comigo mesma e reconhecer que aquele relacionamento não estava indo a lugar algum; a distância nos mantinha emocionalmente separados um do outro. Em uma manhã de quarta-feira, no verão de 2010, pensei: *Chega, acabou. Não quero continuar desse jeito. Precisamos seguir em frente. Estamos juntos, mas não juntos. Não há futuro para nós.*

Quando conversei com Brian naquela manhã, falei sobre o que estava sentindo. Ele não falou muito, mas também não contra-argumentou, então presumi que sentia o mesmo. Fiquei triste, mas realmente acreditava que seria melhor assim.

Naquela noite, depois de voltar do trabalho, estava aconchegada no sofá, de moletom, maratonando a série *Seinfeld* e comendo sobras de comida chinesa na embalagem quando a campainha tocou.

Espiei pela janela e vi Brian parado na porta, parecendo nervoso, ajeitando o paletó e arrumando o cabelo cinza-areia com os dedos. *Como assim? Por que ele está aqui?* Abri a porta, ainda segurando o recipiente com sobras de frango do General Tso. Enquanto isso, em *Seinfeld,* Jerry estava sendo questionado sobre a blusa de mangas bufantes.

— Brian? O que você...

— Marika, quer se casar comigo? — perguntou ele, de uma vez.

— Como? — Não sabia se tinha ouvido direito. *Ele está me pedindo em casamento?*

— Você quer se casar comigo?

— Ah. Uau. — Fingi ter ficado sem palavras. — Não estava esperando por isso. Hum, posso pensar a respeito?

A expressão dele desmoronou. Parecia um daqueles personagens de desenho animado cujo coração é arrancado, pisoteado e depois devolvido como uma pasta sangrenta. Precisava acabar com a infelicidade do pobre coitado.

— Estou brincando. É claro que quero me casar com você. — Enlacei o pescoço dele (tomando cuidado para não derrubar a comida chinesa) e pela primeira vez o abracei não como amigo, mas como noivo. Quando me afastei, ele pôs a mão no bolso e tirou um anel. Estendi a mão livre, reta e firme, para ele colocar o anel no meu dedo.

— Espera aí. — Observei o anel mais de perto. — Esse é o meu anel? Aquele que esqueci na sua casa?

Ele sorriu timidamente.

— Sim. Foi só o que consegui em tão pouco tempo.

Quando ainda estava casada com Don, não gostava de usar minha aliança de casamento no trabalho, me atrapalhava, enroscava na luva de borracha, por isso comprei uma aliança mais simples para usar. Por ser mulher e trabalhar até tarde da noite, muitas vezes sozinha, usar algo parecido com uma aliança ajudava a evitar qualquer atenção masculina indesejada. Tinha esquecido aquela aliança na casa de Brian em uma das minhas visitas e, agora, lá estava ela de novo.

— Então, deixa ver se eu entendi... Você está me pedindo em casamento com a aliança do meu primeiro casamento?

— Isso mesmo.

— Humm.

— A gente pode comprar uma aliança "de verdade" amanhã — disse ele logo em seguida. Como eu poderia recusar? Imaginei que nosso telefonema da manhã tinha abalado seus sentimentos e o fez perceber que não queria me perder. E eu me senti do mesmo jeito. Abracei-o novamente e o convidei para entrar e dividir comigo o que restava da comida chinesa.

O assunto pode não ter surgido naquela noite, mas deve ter sido pouco depois, enquanto fazíamos planos para a nossa vida em comum, que Brian enunciou as palavras fatídicas:

— Só tenho um pedido: não quero que tenhamos cachorro. Seria inaceitável pra mim.

Na época, foi muito fácil concordar. Não tinha intenção de ter outro cachorro e não imaginava que mudaria de ideia e como. Mas, até aí, também não imaginava a existência de Stella. Ou, devo dizer, não imaginava a existência de Stella até que eu — nós — a conhecemos, e ela nos transformou para sempre.

Quando adotamos Stella, entendi que Brian concordou não porque quisesse um cachorro, mas para me fazer feliz. Ainda estávamos tentando nos restabelecer novamente como casal depois que estive fora em tratamento no Arizona por sete meses. Às vezes, era complicado encontrar aquele "novo normal" que nos faria seguir adiante. O câncer atinge não só o doente, mas toda a família. De certa forma, todos tivemos câncer e, agora, precisávamos descobrir como seria o relacionamento pós-câncer entre marido e mulher. Nunca pensei que ter um cachorro fosse algo que nos uniria, mas lá estava Stella, fazendo mágica mais uma vez.

A bem da verdade, assim que Stella veio para casa, Brian deixou de lado qualquer reserva que pudesse ter sobre adotar um cachorro e a aceitou instantaneamente, levando-a para passear todas as manhãs para eu poder dormir mais, participando das aulas de adestramento comigo, atuando como nosso cinegrafista quando precisava de alguém para fazer um vídeo de Stella comigo.

Talvez, tenha levado algum tempo para Brian se entusiasmar pessoalmente, mas, quando viu como Stella era receptiva e amorosa, inteligente, paciente e leal, o respeito por ela realmente cresceu. E, com o tempo, esse respeito se transformou em amor. Agora, quando Stella se machuca ou fica com medo, corre direto para o papai Brian, ignorando-me totalmente. Se tiver um espinho na pata, vai até ele para tirá-lo. É como se ela soubesse: "Tudo bem, mamãe vai pirar se vir isso, mas o papai vai me ajudar. Posso contar com o papai para cuidar de mim". Brian sempre foi o nosso porto seguro, meu e das meninas e, agora, aparentemente, é o porto seguro de Stella também!

No ano passado, Stella teve uma distensão no rabo (não sei bem como, talvez abanando o rabo com muito entusiasmo e batendo na parede). Estava com muita dor, girando em círculos e não conseguia parar de choramingar. Dei alguns remédios para aliviar a dor, mas não ajudou, ela continuou muito perturbada. Fiquei tão preocupada que não sabia o que fazer. Ela foi até Brian, pulou no seu colo e apoiou a cabeça no meio do peito dele. Só então se acalmou e parou de chorar, quando Brian a abraçou forte e calorosamente, afagou sua cabeça e disse que tudo ia ficar bem.

Agora, quando vejo os dois juntos, sinto que há um grande amor mútuo e companheirismo entre eles. São parceiros, companheiros de brincadeiras, amigos, um menino adulto e seu cão fiel. Desenvolveram um relacionamento próprio, totalmente à parte de mim, e eu não gostaria que fosse diferente. Quando adotamos Stella, Brian amava Stella porque me amava. Agora, Brian ama Stella porque ela é a Stella, e não há nada melhor.

Capítulo Onze
Stella, estrela das redes sociais

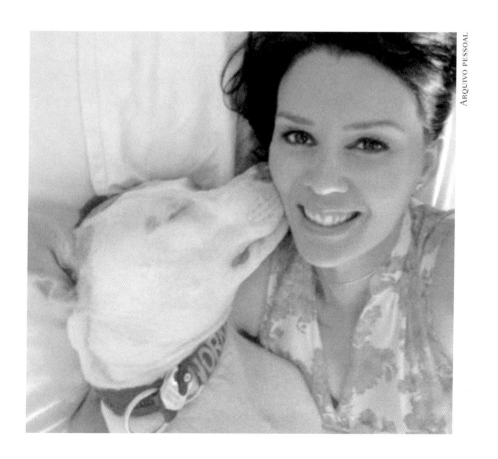

Verão de 2016

Depois do triste adeus à nossa filha temporária G. I. Jane em maio, recebemos uma boa notícia quando a Pit Bull Coalition de Fort Wayne convidou Stella para ser a Miss Setembro no calendário de 2017. Fiquei emocionada e honrada em pensar que aquela "cachorrinha descartável", abandonada para morrer na beira da estrada poucos meses antes, estava sendo convidada para ser modelo de calendário como figura pública de uma raça difamada e muitas vezes incompreendida. Claro, Stella era linda, mas era uma oportunidade maravilhosa de exibi-la e mostrar sua beleza ao mundo.

Enquanto Stella começava a carreira de modelo (e eu fazia questão de que ela não se transformasse numa dessas divas que fazem mil exigências e se recusava a sair da cama por menos de dez mil dólares), nossa família estava fazendo algumas mudanças importantes de vida. Decidimos vender as franquias Jimmy John's de Fort Wayne e nos mudar para o Arizona definitivamente para realizar nosso sonho, que era seguir uma nova carreira no setor imobiliário. Em outras palavras, comprar propriedades que não estavam em perfeitas condições, fazer as reformas necessárias e vendê-las com lucro.

Eu tinha me apaixonado por Scottsdale quando estava lá em tratamento e tínhamos investido em três imóveis na região. O plano era passar o verão no Arizona trabalhando na reforma dos imóveis e voltar para Indiana no outono para fazer as malas, vender a casa e mudar definitivamente para o Arizona no começo de 2017.

Agendamos de partir para o Arizona em 12 de junho, assim que voltássemos da sessão de fotos de Stella para o calendário. Quando eu e Caitie chegamos ao estúdio fotográfico, fiquei preocupada que Stella se intimidasse na frente da câmera e eu tivesse que convencê-la a desempenhar seu papel. Mas não precisava ter me preocupado — ela era uma atriz nata! Deb, da Pit Bull Coalition, estava lá para dirigir a sessão e explicou que queriam que Stella subisse na plataforma que montaram, com cortinas dos dois lados.

Quando assumiu sua posição na plataforma, Stella agiu como se tivesse feito isso a vida toda. Foi tão dramática, virando-se, deitando, posando de um lado e do outro, mostrando ângulos e perfis diferentes, olhando para a câmera, exibindo seu jeito e dominando o palco com movimentos característicos. Eu quase podia ouvi-la dizendo: "Pode deixar que eu cuido disso, mamãe". Honestamente, a supermodelo Tyra Banks ficaria orgulhosa e fiquei achando que tinha diante de mim a próxima top model canina americana.

Stella continuava fazendo poses diferentes e monopolizando os holofotes quando Deb olhou para mim e disse:

— Marika, acho que já está bom. Temos fotos suficientes de Stella.

— Tudo bem, Stella, vamos, garota — chamei, mas ela não queria descer daquele palco! Foi preciso um suborno sério de frango assado para convencê-la a deixar os holofotes.

Quando nos arrumávamos para sair, vimos a pit bull Miss Outubro e seu pessoal esperando nos bastidores. A senhora com a guia da Miss Outubro tocou em meu braço e sorriu.

— Estávamos vendo Stella posar — confidenciou ela —, e digo que nunca vamos conseguir fazer a nossa cachorra posar assim! Nossa garota está longe de ser tão animada.

Fiquei corada.

— O que posso dizer? Minha Stella é um talento!

No geral, a sessão de fotos foi divertida e engraçada, mas me fez pensar. *Stella é tão extrovertida e tão boa com as pessoas. Não é nada tímida e não se incomoda nada em fazer coisas em público. Talvez seja parte da minha missão mostrá-la ao mundo, usando-a para promover as causas em que acreditamos.*

Assim que eu e Caitie voltamos da sessão de fotos para casa, deixamos Caitie (ela ia passar o verão numa colônia de férias) e entrei com Brian e

Stella na SUV para fazer a longa viagem pelo país até o Arizona. São pouco mais de dois mil e seiscentos quilômetros de Fort Wayne a Phoenix e a viagem levaria vários dias. Fiquei preocupada com Stella fechada no carro por tantas horas e em como mantê-la entretida enquanto Brian dirigia. Também esperava que não enjoasse! Um cachorro vomitando torna qualquer viagem difícil insuportável.

No fim das contas, Stella se saiu muito bem. Apaixonou-se pelo sorvete do McDonald's, então, sempre que parávamos para abastecer ou comer, ela tomava um sorvete na beira da estrada. Podia estar dormindo profundamente, roncando, morta para o mundo, mas, assim que ouvia um clique do cinto de segurança, ela levantava e ficava em posição de sentido, acordada e alerta, provavelmente esperando um sorvete. Stella também adorou os hotéis. Foi a primeira vez que se hospedou num hotel e adorava pular entre as duas camas antes de se aninhar comigo sob as cobertas.

Viajei no banco traseiro brincando com ela, mantendo-a centrada e ocupada. Também tinha seus brinquedos para se distrair, incluindo um pedaço de casco de verdade, que compramos num pet shop achando que seria uma boa ideia. Ela aceitou imediatamente, mas quanto mais mastigava e brincava com ele, mais babava e mais úmido o casco ficava, exalando o odor pungente de esterco fresco de vaca. O carro ficou cheirando tão mal que tivemos que jogar aquilo fora quando ela não estava olhando. Mas não aliviou o cheiro horrível, que persistiu por toda a viagem por Oklahoma e planícies do Texas, deixando Brian e eu de estômago enjoado. Após uma investigação mais aprofundada, percebemos que a baba do casco da vaca tinha pingado na cama de Stella, que estava no banco de trás e ficou encharcada daquele fluido fedorento. Tivemos que tirar a cama da SUV e prendê-la do lado de fora no teto do carro para arejar enquanto dirigíamos. Imagino o que os outros motoristas devem ter pensado ao nos ver percorrendo a estrada I-40 a cento e vinte por hora com uma cama de cachorro amarrada no teto e se agitando com o vento!

Quando chegamos a Phoenix, três dias depois de sairmos de Fort Wayne, Betsy e Randy nos encontraram em um dos apartamentos que tínhamos comprado e onde planejávamos ficar enquanto reformávamos os outros dois. Era a primeira vez que víamos aquela unidade (tínhamos comprado sem ver), e Betsy e Randy tinham providenciado tudo para nós, arrumando as camas, colocando toalhas no banheiro e tudo mais. Foi um gesto atencioso de duas pessoas muito generosas.

Pedimos uma pizza para quatro e jantamos na "nova" cozinha. Quando Betsy e Randy foram embora, eu e Brian continuamos conversando, terminando a garrafa de vinho e admirando o nosso novo lar temporário, com Stella deitada e enrolada aos nossos pés.

— O que você acha? — perguntou Brian, apontando para as paredes recém-pintadas.

— Acho que estou mais feliz do que nunca. Talvez mais feliz do que jamais estive na vida. Um novo começo, uma nova casa, novas possibilidades. — Cutuquei Stella com o pé. — E uma cachorra incrível.

Fiquei pensando se não tive que chegar ao fundo do poço, se o que pensava ser importante teve que ser erradicado pelo câncer, a ponto de realmente acreditar que iria morrer, para me dar força e coragem para este novo começo. Suponho que nunca vou saber com certeza. Só sabia que iria valorizar cada minuto e nunca desperdiçaria a segunda chance que ganhei de presente.

Logo começamos a trabalhar nos dois outros imóveis, realizando obras e outras melhorias. Stella vinha conosco todos os dias para ajudar, mas logo pareceu não estar se sentindo bem. Normalmente, ela adorava as idas matinais diárias ao Starbucks para um cappuccino, mas de repente só queria ficar no sofá e tive que persuadi-la a entrar na SUV para vir comigo. Depois, vomitou a noite toda, ficou apática e aparentemente doente. *Talvez tenha comido alguma coisa que fez mal a ela,* pensei. *Amanhã vai estar melhor.*

Mas ela perdeu o apetite e precisei lhe dar de comer na boca para que ingerisse alguma coisa. *Amanhã vai estar melhor,* continuei dizendo a mim mesma, desejando, torcendo e cruzando os dedos para que não fosse nada grave. Alguns dias antes de ela ficar doente, houve uma das raras monções no deserto que resultou em enchentes. O estacionamento da casa ficou alagado e deixei Stella brincando sem coleira numa das poças, mas depois dei um banho nela. *Talvez a água estivesse suja,* pensei, *talvez tenha sido picada por um inseto ou algo assim.* Não conseguia suportar a ideia de ter involuntariamente exposto minha garotinha a algo perigoso.

No quarto ou quinto dia em que Stella estava doente, fomos até o Home Depot por volta das sete da noite e a levamos conosco, pois não queria deixá-la sozinha. Brian e Stella estavam andando na frente, Stella de cabeça baixa, com o olhar que só poderia ser descrito com a expressão "de cachorro triste". Quando parei para fazer uma pergunta a um dos funcionários da loja, Stella começou a vomitar convulsivamente. *Ela está mesmo doente,* concluí, não podia mais ignorar. *Será gripe? Ou ainda pode ser algo que pegou na água da enchente?*

Stella passou a noite toda adoentada e na manhã seguinte a levei ao veterinário. Era a primeira vez que íamos a um veterinário desde a experiência com Josie na clínica de Fort Wayne, e a primeira coisa que falei ao profissional que nos atendeu foi:

— Ela é mestiça de pit bull. Pode amordaçar se preciso.

— Tudo bem, mas não vai precisar — garantiu ele.

Depois de um exame inicial, o veterinário disse que os sintomas sugeriam que Stella poderia estar com uma obstrução. Isso me preocupou. Obstrução em cães pode ser fatal. *Não posso perder Stella — simplesmente não posso.* Stella se tornou um dos meus filhos quando a adotei. Todo o medo, a ansiedade e a impotência que senti com o câncer voltaram imediatamente. Nunca estamos totalmente seguros ou livres. Talvez o medo seja o verdadeiro preço do amor.

— Precisamos fazer uma radiografia para ver se há alguma obstrução — explicou o veterinário, e logo concordei e liguei para Brian para atualizá-lo.

A radiografia demorou uma eternidade enquanto eu aguardava na sala de espera, rezando: *Por favor, Deus, faça Stella ficar bem. Preciso de mais tempo com minha preciosa garotinha. Por favor, faça com que ela fique bem.*

Quando o veterinário voltou, disse:

— Bem, não vi nenhuma obstrução e também não identifiquei nenhuma outra causa para o vômito e para a letargia. Pode ser apenas algum tipo de infecção intestinal. Vou receitar uma série de antibióticos e vamos ver se ajuda.

Voltei para casa agradecendo a Deus pelas notícias não serem piores. Comecei a dar a medicação e, aos poucos, Stella começou a melhorar.

A recuperação foi longa, ela ficou doente por quase duas semanas até ficar totalmente curada.

Não identificamos o que causou a doença, mas depois disso fui muito cuidadosa sobre onde a deixava ir, o que a deixava comer e assim por diante. A experiência foi outro lembrete assustador do quanto a vida é frágil e preciosa e de como as coisas podem mudar de uma hora para outra. Jurei dar valor a Stella todos os dias por ter a sorte de tê-la na minha vida.

No início de 2017, Stella estava recuperada da misteriosa doença, vendemos a casa em Fort Wayne e concluímos a mudança para Scottsdale. Adorava trabalhar com Brian em projetos imobiliários, mas comecei a ficar impaciente para fazer mais em termos de carreira. Sentia-me muito bem de saúde, mas ainda ouvia aquela voz irritante no recôndito da mente perguntando o que eu estava fazendo da vida e se realmente estava aproveitando ao máximo a segunda chance, o pós-câncer. *Deve haver algo mais para mim*, pensei. *Posso fazer mais.*

Atualizei meu currículo e comecei a explorar oportunidades de carreira. Tinha trabalhado por conta própria por tanto tempo que não lembrava mais como era entrar no mercado de trabalho. Além disso, as coisas haviam mudado muito desde que comecei a trabalhar, após o colégio, no início dos anos 1990. Agora tudo era on-line, Monster.com, CareerFinder, LinkedIn etc.

Comecei a mandar currículos para várias empresas de Scottsdale e arredores e fiquei desanimada quando não fui chamada para nenhuma entrevista. Todas as antigas inseguranças emergiram. *Será que não sou inteligente o suficiente? Nem bem qualificada? Não me expresso bem nas solicitações? Será que meu primeiro marido tinha razão quando dizia que eu nunca seria nada?* Percebi que as empresas a que estava me candidatando filtravam os candidatos pela formação acadêmica, não pela capacidade e experiência de trabalho, e como eu tinha parado a faculdade no primeiro semestre, sem diploma eu não passava da primeira triagem, apesar dos vinte anos de experiência profissional.

Frustrada, comecei a me inscrever em supermercados como Costco, Trader Joe's e Whole Foods, mas também fui rejeitada por ser qualificada demais. Estava presa em um clássico beco sem saída: embora tivesse a experiência certa, não tinha a formação suficiente para os empregos que exigiam diploma universitário e tinha experiência demais para empregos de nível inferior e, como os sistemas de aplicativos foram automatizados, eu era excluída antes mesmo de me apresentar para uma entrevista.

Hum, pensei, ouvindo de novo a poderosa intuição, a voz interior firme e intensa que orientava minha vida. *Talvez esta seja a maneira de o universo me dizer que esses trabalhos não são o que eu deveria fazer agora.* Era verdade que eu realmente não queria ficar longe de Stella todos os dias da semana num trabalho de escritório das nove às cinco e, possivelmente, com um tempo de deslocamento que nos separaria mais ainda, mas era enervante a sensação de não conseguir arranjar um emprego.

Fui empreendedora durante toda a vida, desde os dezenove anos, quando abri minha primeira empresa, The Specialty Shop, fabricando e vendendo produtos personalizados. Depois fui coproprietária da Britannia com meus pais e tive participação fundamental para ajudar a empresa a crescer e prosperar. Em seguida, era mãe solteira com duas meninas pré-adolescentes quando abri a primeira Jimmy John's de Fort Wayne basicamente sozinha. *Se fiz isso antes, posso fazer de novo*, disse a mim mesma. *Mas o quê? Muito bem, universo, se estou pronta para me virar por conta própria de novo, me dê alguma pista sobre meu novo empreendimento...*

Via quanta alegria Stella proporcionava às pessoas em todos os lugares a que íamos e sentia que tinha a responsabilidade de compartilhar essa alegria com o mundo. Mas como, exatamente? *Talvez Stella devesse ser um cão de terapia*, considerei. *Ela tem uma habilidade incrível de fazer as pessoas sorrirem e esquecerem os problemas, pelo menos pelo tempo em que estão com ela.* Imaginava nós duas visitando hospitais, clínicas e centros de reabilitação, alegrando os dias de pessoas que estavam assustadas, solitárias, em sofrimento.

Comecei a trabalhar com Stella para prepará-la para ser certificada como animal de terapia. Ela foi ótima, mas eu... não muito. Tinha ansiedade, pânico e TEPT relacionados às minhas experiências em ambientes hospitalares. Ficava preocupada de voltar a esses locais, mesmo no papel de ajudante, e não de paciente, e ser perturbador. Só o fato de estar em um ambiente médico (mesmo como visitante) já me remetia às imagens, sons, cheiros e emoções do passado, como um flashback da cirurgia, do tratamento de radioterapia, das tomografias, dos compromissos e consultas intermináveis, experiências que me deixavam tremendo e apavorada. Estava dilacerada. Como encontrar um jeito de Stella ajudar as pessoas necessitadas com algo que não fosse emocional e psicologicamente prejudicial para mim?

A resposta ao enigma veio de uma das fontes mais improváveis: a internet. Um dia, minha filha Carly disse:

— Mãe, você deveria fazer mais coisas com Stella no Instagram. Ela é tão fofa, as pessoas adorariam ver mais posts dela.

Realmente, era algo que eu não havia considerado. Tinha começado as páginas de Stella no Facebook e no Instagram no fim de junho e fazia postagens esporádicas, reunindo algumas curtidas, comentários e seguidores aqui e ali, mas nada significativo.

— Você precisa fazer mais do que está fazendo se quiser ter mais seguidores — explicou Carly. — Precisa postar mais e se envolver diretamente com o público.

A geração de Carly sabia muito mais sobre essas coisas do que eu. Pensei: *Por que não? Stella é superfofa e muito fotogênica. Se me esforçar mais, mais pessoas podem segui-la.*

Em 7 de janeiro de 2017, tomei a decisão de começar a construir o público on-line de Stella, compartilhando-a com outras pessoas e posicionando-a como embaixadora da raça pit bull. Comecei a observar outros relatos de cães bem-sucedidos e estudei o que estavam fazendo certo e o que eu poderia aprender.

Com a ajuda de Carly, comecei a postar fotos mais atraentes e me envolver mais com os seguidores de Stella. Funcionou! A conta de Stella cresceu rapidamente, chegando logo a uma média de cem novos seguidores por dia ou mais. Fiquei emocionada e surpresa quando vi que pessoas literalmente do mundo todo seguiam e amavam Stella. Que engraçado. Como é possível amar um cachorro desconhecido? Mas as pessoas estavam se apaixonando por ela somente pelas fotos e pela história inspiradora de superar as adversidades.

Os seguidores começaram a enviar mensagens para compartilhar fotos dos próprios cães, especialmente pit bulls, e histórias de como esses animais transformaram suas vidas, assim como Stella transformou a minha. Uma verdadeira comunidade começou a se formar, foto a foto, curtida por curtida, post por post.

Agora que estávamos em contato com um grande público que adorava cães, a pergunta era: como poderíamos divulgar melhor nossa mensagem? Tive a sensação de que havia descoberto "o meu caminho", o que deveria fazer, qual era a minha paixão. Meu objetivo passou a ser compartilhar a história de Stella e educar as pessoas sobre o papel poderoso e positivo que os animais de estimação podem desempenhar na nossa vida. Além disso, queria mostrar os benefícios para a saúde de ter um *pet* (benefícios já comprovados cientificamente) e o amor que esses animais podem nos proporcionar. Queria incentivar as pessoas a resgatar, adotar e acolher animais como Stella para melhorar e até mesmo para salvar vidas de cães. Também queria promover o conhecimento e a aceitação da raça pit bull, desmentindo o estereótipo negativo de cães violentos, perigosos e imprevisíveis.

Em pouco tempo, percebi que gerenciar os negócios de Stella era um trabalho de tempo integral. Em algum lugar ao longo do caminho, parei de me preocupar com o que faria em termos de carreira ou de tentar voltar à escalada corporativa e passei simplesmente a me dedicar ao que estava bem na minha frente... Stella. De repente, tínhamos criado a marca FaBullosa Stella e Stella tinha sua própria Ltda., com cartão de crédito e conta-corrente!

Enquanto estávamos desenvolvendo a marca e o público de Stella, ainda encontrei uma nova paixão: comecei a desenvolver e a escrever um livro de colorir *FaBullosa Stella* para adultos, contando sobre como a adotara e como ela mudara a minha vida. O simples ato de colorir, antes considerado apenas uma atividade infantil, demonstrou ter benefícios relaxantes e terapêuticos também para adultos. Não só isso, o livro de colorir poderia ser outro meio de mudar a percepção das pessoas sobre os pit bulls.

Finalmente, o universo estava se alinhando a meu favor e me comprometi a trabalhar nessa causa todos os dias. Fiquei mais energizada, mais otimista e mais focada do que estava havia anos e, com certeza, até mais do que antes do diagnóstico de câncer.

Todas as noites, antes de ir para a cama e, de novo, quando acordava na manhã seguinte, rezava pedindo orientação e conscientização sobre o que deveria fazer a seguir. Algumas pessoas podem ter pensado que eu era um pouco maluca, mas não me importei. Tinha um senso de propósito e me sentia tão empenhada que não me importava com o que as pessoas pensavam. A intuição me dizia algumas coisas diferentes: Um — continue aparecendo, continue jogando sementes, algo vai florescer. Dois — algo surgirá do nada. Algo surgirá do nada, eu repetia como um mantra — todos os dias eu trabalhava nos próximos passos, que pareciam surgir do nada... e algo viria do nada.

Minhas perspectivas mudaram também de outras formas. Embora tenha sido uma empresária desde os dezenove anos, na verdade nunca gostei desse papel, e ter que fingir constantemente me deixava estressada e temerosa. A ansiedade crônica que isso me causou me deixou tão esgotada e exausta que pensei em morrer. Se estivesse morta, tudo desapareceria e a batalha terminaria.

Eu não era uma suicida; na verdade, não queria morrer, só queria desaparecer por um tempo, parar de sentir medo e de ficar estressada. Antes de abrir a primeira Jimmy John's, às vezes me sentia presa no trabalho com a minha família na Britannia e queria muito mudar de carreira, mas temia dar o primeiro passo. Lembro-me de ter dito uma vez:

— Ficar aqui é como estar sendo corroída por um câncer.

Soou bem dramático. Mas, como se viu, e se os médicos estavam certos e eu já estivesse com câncer seis a oito anos antes do diagnóstico, o câncer cresceu dentro de mim durante aquele período de maior medo e ansiedade, ameaçando tornar realidade a morte que às vezes imaginava.

Além do estresse que vivenciei nos negócios anteriores, também costumava me sentir uma fraude. Não importava se me sentia vulnerável ou assustada, tinha que manter sempre um ar confiante. Não tinha um confidente. Não podia expressar meus sentimentos com a equipe e, certamente, não com os clientes, colaboradores ou concorrentes. Tinha que dar a impressão de que estava tudo bem, mesmo se meus joelhos estivessem bambos na maior parte do tempo.

E agora... agora, de repente, tudo era tão diferente. Tinha o amor e o apoio de Brian para me guiar, como também tinha Stella para me manter focada nos aspectos positivos, e não em quaisquer pensamentos sombrios. A paixão em compartilhar Stella com o mundo era tão grande que excedia em muito todos os medos ou ansiedades que me atormentavam quanto a aparecer em público e me expor a situações assustadoras ou intrincadas. *Estou pronta, finalmente,* concluí. *Para o que der e vier.*

Capítulo Doze
Stella, Roxy e The Dodo

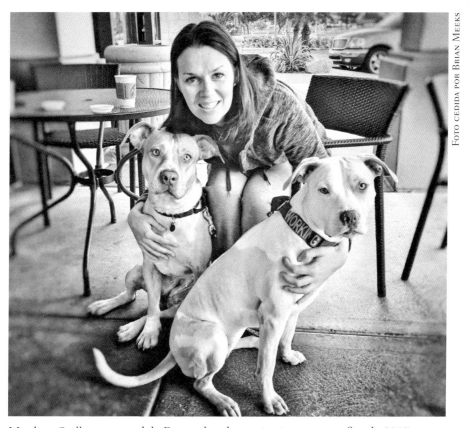

Marika e Stella com a cadela Roxy, adotada provisoriamente, no fim de 2017.

Primavera de 2017

A presença on-line de Stella aumentava a passos largos quando chegamos à primavera de 2017. Eu ainda tinha pensamentos sombrios e ansiedades ocasionais, mas na maioria das manhãs acordava em êxtase: abrindo os olhos para uma agenda de compromissos e eventos de adoção o dia inteiro e oportunidades para Stella formar parcerias com empresas e organizações locais para promover produtos e causas, juntamente com nossa missão. Também não doía nada acordar com uma cachorrinha grande, feliz, pateta e de nariz molhado pulando na cama e pedindo carinho. Diante de sua expressão sorridente, de língua para fora e rabo abanando furiosamente, como poderia me sentir infeliz?

Também começamos a fazer aparições nas mídias, em programas de notícias locais, contando a nossa história, de como o amor e o companheirismo de Stella mudou a minha vida, e falando sobre pit bulls em geral na esperança de dissipar os inúmeros mitos e equívocos sobre a raça.

Estava muito fora da minha zona de conforto e, às vezes, o nervosismo levava a melhor sobre mim, mas enquanto tivesse Stella para me concentrar, a ansiedade permanecia administrável. *Estou fazendo isso por um propósito maior,* dizia a mim mesma, e essas palavras sempre me deram força e esperança.

Enquanto isso, meu coração finalmente sarou, pelo menos um pouco, da tristeza do adeus à nossa adotiva G.I. Jane. Contudo, ainda não sabia se estava preparada para acolher outro cão temporariamente. Mas o destino interveio com planos diferentes.

Stella começou a ter alguns problemas de incontinência, algo muito incomum para ela. O veterinário receitou uma medicação hormonal, que resolveu o problema, mas fez com que ela se comportasse de um jeito estranho. De repente, minha garota viva, esfuziante e feliz estava nervosa e com medo. Tentava sentar em cima de mim, procurando um lugar onde conseguisse se sentir segura. Muito preocupada, levei Stella para José e Monique, dois treinadores que conhecia e que tinham um centro de treinamento. Eles olharam para ela e disseram:

— Humm, acho que Stella precisa de um amigo.

— Um amigo? Que tipo de amigo?

— Ter outro cachorro em casa ajudaria Stella a se acalmar. — Ainda estava tentando entender quando Monique acrescentou: — E nós temos a cachorra certa para Stella. O nome dela é Roxy. Ela está à espera de um lar definitivo, mas você poderia ficar com ela enquanto isso.

José sorriu.

— Roxy e Stella fariam uma boa dupla — observou.

Estava um pouco cética até eles trazerem Roxy: foi mais um daqueles momentos de amor à primeira vista. *Droga*, pensei, *ela me pegou de jeito*. Roxy era uma menina grande, uma pit bull mestiça que parecia ser parte boxer e talvez algumas outras raças misturadas, com a cabeça grande e quadrada, pelo curto em um tom castanho-escuro e profundos olhos meigos cor de café.

Stella e Roxy se entenderam de imediato e as duas juntas formavam uma dupla hilária. Roxy era serena e cordata, mas também uma palhacinha total, grande e desajeitada, como um touro numa loja de porcelana, com um rabo que parecia um chicote. Uma rabada dela na perna chegava a doer! Também tinha o mau hábito de fazer xixi no chão e não sabíamos bem qual seria a razão disso.

Não sabíamos muito sobre o passado de Roxy, mas ela não conhecia os jogos típicos de cachorro, especialmente buscar coisas, então trabalhamos para ensiná-la. Durante uma das aulas, Brian estava treinando as duas fora de casa. Jogou uma bola para Stella, depois jogou outra para Roxy, mas as duas mergulharam na mesma bola, e setenta e cinco quilos de cadelas velozes colidiram no ar. Brian ouviu um ganido de dor de gelar o sangue quando as duas caíram no chão. Roxy recebeu o maior impacto, sofrendo um corte profundo na pata da frente. Segurei Roxy nos braços enquanto Brian avaliava os danos.

— Está sangrando muito — disse. — Acho que precisa de pontos. Felizmente, Stella escapou apenas com alguns arranhões e hematomas.

Levamos Roxy à veterinária e ficamos chocados quando, durante o exame, ela disse que Roxy tinha um grave sopro no coração. O pior sopro é grau seis; o de Roxy era quatro. *Ah, não. Ela é uma garota tão boa e meiga.* Lutei para conter as lágrimas enquanto afagava suas orelhas e ombros. *Ela não merece isso.* Também me preocupei com o futuro dela. *Quem vai adotar uma cachorra com um problema cardíaco grave?*

— Existe um procedimento cirúrgico que pode resolver isso — explicou a veterinária quando concluiu a sutura do corte na perna de Roxy. — Mas precisaríamos fazer um ultrassom para avaliar melhor o problema.

— Ela não é nossa — explicamos. — Mas, assim que ficar decidido, entraremos em contato.

Voltamos para casa em silêncio, ponderando sobre a notícia arrasadora. Enquanto Brian dirigia, fiquei no banco traseiro entre Roxy e Stella, acariciando as duas, mas com Roxy mais perto, abraçando-a pelos ombros e com a mão encostada em seu peito, sentindo seu coração batendo rápido.

— Todo esse tempo e não tínhamos ideia de que você tinha um problema no seu pobre coraçãozinho. Se soubéssemos, talvez pudéssemos ter feito alguma coisa antes.

Estávamos com Roxy havia pouco tempo e eu já estava apaixonada por aquela garota. Não podia suportar a ideia de que ela talvez não sobrevivesse porque não tinha uma família definitiva com condições de pagar por um tratamento que provavelmente era muito caro.

Entramos em contato com José e Monique para atualizá-los sobre Roxy. Eles ficaram chocados e contataram Mollie, a mulher que havia encontrado e resgatado Roxy. Mollie queria que Roxy passasse pelo procedimento necessário para corrigir o sopro e se ofereceu para pagar o custo de três mil dólares. Roxy fez o ultrassom e, depois, um segundo ultrassom para confirmar os achados do primeiro.

Os ultrassons revelaram que, além do sopro no coração, Roxy tinha projéteis de armas de ar comprimido alojados nos dois lados do coração. Fiquei chocada e horrorizada. Imaginava que o pior que ela tinha passado com os donos originais era não ter sido ensinada a brincar ou a buscar coisas. Agora sabia que a verdade era muito mais dura.

Marcamos o procedimento de Roxy e eu era uma mãe muito nervosa no dia em que a levamos à clínica, mas ela passou pela cirurgia com sucesso. A veterinária usou um cateter para abrir a obstrução e a correção foi instantânea, resolvendo imediatamente o problema. Agradeci a Deus por ser tão simples. E, curiosamente, Roxy nunca mais fez xixi no chão em casa depois disso.

No verão de 2017, estava prestes a publicar *FaBullosa Stella*, o livro de colorir para adultos, e contratei uma empresa de marketing da região para me ajudar na divulgação e na comercialização. Eles criaram um excelente plano para conseguir entrevistas com as mídias e outras formas de divulgação. Um dia, recebi um telefonema muito animado de Mychael, o gerente da campanha.

— Você não vai acreditar, Marika... Entrei em contato The Dodo e eles querem contar a sua história! — disse quase ofegante.

— The Dodo? — perguntei.

— É. Sabe aquele pessoal que produz vídeos fofos, engraçados, comoventes com temas de animais que a gente vê no Facebook e em outros sites?

Tinha visto aqueles vídeos, mas acho que nunca tinha pensado sobre de onde vieram ou como os produtores encontravam os temas.

— Eles querem entrevistar Stella e eu? — indaguei.

— Sim, Marika! É uma oportunidade incrível.

Também fiquei animada, pois um vídeo on-line poderia ter um alcance muito maior do que qualquer publicação na imprensa local. Comecei a reunir clipes para mandar aos produtores do The Dodo e fizemos uma entrevista de duas horas pelo Skype para eles terem bastante material para a nossa história.

Fiquei emocionada quando vi o produto final. O vídeo de um minuto e meio mexia com as emoções, abrindo com uma cena em que eu massageava a cabeça de Stella com os pés, as unhas pintadas de laranja vivo e o rosto malhado de Stella expressava felicidade total.

Estava grata por estar viva, acho, mas tinha esquecido como viver..., começava a narração. Com fotos e filmagens de mim com Stella, eu descrevia como estava tomada pelo medo e pela ansiedade, quase como uma obsessão, até Stella me mostrar um caminho melhor e mais feliz.

Cá estou, vivendo o paradoxo de ter superado o câncer, eu falava, *mas estar me sentindo infeliz, e Stella me tirou dessa situação.*

Não sabia quando o vídeo seria lançado on-line, mas no dia 21 de julho eu estava na sala de estar com Stella, dobrando roupas, quando Carly, sentada no balcão da cozinha com o laptop, de repente me chamou muito animada, dizendo:

— Mãe, mãe, o vídeo do The Dodo acabou de entrar no ar!

Fui até lá e fiquei vendo o vídeo enquanto Carly olhava as "visualizações" aumentarem. Três mil, quatro mil... quinze mil visualizações! Em poucas horas, nosso pequeno vídeo foi visto mais de cem mil vezes! Fiquei absolutamente pasmada. Achei que nossa história fosse importante, mas não fazia ideia de que sensibilizaria tanta gente, a maioria de pessoas estranhas, que nunca nos conheceram e provavelmente jamais iriam conhecer, mas que ficaram comovidas com o que vivemos.

O mais comovente foi o número de pessoas, especialmente outros sobreviventes de câncer, que me contataram depois de ter assistido ao vídeo para dizer que tinham entendido. Minhas palavras ajudaram outras pessoas que estavam na luta a se revelar e me fizeram perceber que eu não estava sozinha.

A versão de um minuto do vídeo foi postada no Instagram e uma versão mais longa, de três minutos, foi postada no Facebook. Logo outras plataformas repostaram o vídeo em vários outros sites, como Snapchat, Pittie Nation e de novo no Instagram.

Até agora, nossa história foi vista mais de dez milhões de vezes. Fico impressionada quando penso no número de vidas que Stella pôde mobilizar emocionalmente com o vídeo. Fiquei tão comovida com a experiência com o vídeo do The Dodo que decidi doar cem por cento dos lucros do livro para colorir para a Arizona Humane Society, como um pequeno gesto de retribuição.

As coisas estavam indo tão bem com o empreendimento *FaBullosa Stella*, que achei que chegara o momento de começar também a me desafiar num nível mais pessoal. Em janeiro de 2018, faria cinco anos desde que fui diagnosticada com câncer de mama. Fiz o exame anual com minha médica naquele mês, mas, presumindo que estivesse tudo certo (dedos cruzados), 2018 seria o meu ano comemorativo.

Estava muito melhor mentalmente e queria estar bem fisicamente também. Contratei Bob, um personal trainer, para me passar uma nova rotina de exercícios mais intensa. Já estava malhando três dias por semana, mas queria dobrar para seis. A primeira sessão foi tão difícil que pensei que fosse morrer. Quando terminou, disse a Bob:

— É muito difícil. Não consigo. Não vale a pena, vai me deixar infeliz por dias depois.

— Confie em mim... Vai melhorar — garantiu ele, e melhorou mesmo, aos poucos, mas de forma constante. De início, não contei a ninguém sobre o novo programa de exercícios, pois não queria ser criticada, mas depois de três ou quatro semanas, a aparência e a sensação de bem-estar me deram forças para contar. Todos me apoiaram e percebi que tinha espaço para explorar essa nova área.

Em outubro de 2017, vi uma propaganda no Instagram anunciando a 15ª edição do Prêmio Hero, patrocinada pelo Arizona Pet Project. O evento foi criado para celebrar heróis humanos e animais que representavam histórias de sobrevivência, companheirismo e heroísmo, enquanto levantava fundos necessários para custear iniciativas de esterilização e castração, além de programas de intervenção para manter animais de estimação em casa, e não em abrigos. *Isso é perfeito para nós!*, disse a Stella.

Quando li o formulário on-line de indicação, percebi que Stella seria a candidata perfeita para o prêmio "Companheiro leal", concedido ao animal "que agiu de maneira extraordinária e esteve ao lado de seu ente querido durante um momento difícil" (como alguém com uma doença terminal, ou que foi consolado pelo falecimento de um cônjuge ou membro da família etc.).

Apesar de só ter adotado Stella depois de terminado o tratamento do câncer, não conseguiria ter passado pelas consequências da doença sem ela ao meu lado. Mas aí a voz interna negativa começou a lançar dúvidas: *Se eu me inscrever e formos escolhidas, vamos ter que subir no palco, talvez fazer um discurso, falar com a mídia, todas as coisas que me deixam nervosa.* Mas, em seguida, a outra voz interior disse: *Acorde, Marika! Não se trata de você; se trata de Stella. Você vai fazer isso por ela.* Assim, preenchi o formulário de inscrição, juntei alguns artigos e links e mandei tudo com uma oração de boa sorte.

Determinada a me afastar cada vez mais da minha zona de conforto bem estabelecida, me inscrevi em aulas de dança, algo que nunca teria considerado antes de Stella, antes do câncer, antes de qualquer época da vida. Brian queria aprender a dançar e, quando nossa amiga Betsy se inscreveu nas aulas, inscrevi Brian também de surpresa. Pouco depois que ele começou, fomos a um evento num estúdio de dança que oferecia uma aula gratuita de suingue. Por impulso, fiz a aula. Não tinha ideia do que estava fazendo e francamente me senti uma idiota. Mas continuei, meio que por necessidade, já que todo mundo estava fazendo a mesma coisa e, aos poucos, comecei a acertar os passos.

Naquele momento, meu sistema de crenças sobre minhas habilidades ficou ligeiramente abalado. Foi emocionante pensar que talvez conseguisse aprender a dançar. Sempre achei que dançar era para os outros, não para mim. Mas por que não? Por que Marika não poderia dançar?

Depois dessa aula, resolvi me inscrever nas aulas de dança. Adorei e me surpreendi ao constatar que tinha amado e que conseguia aprender um pouco mais a cada aula... Estava aprendendo a dançar!

Em casa, praticava os passos só com Stella como plateia. Ela não deve ter entendido nada do que eu estava fazendo, mas em seus olhos calmos, firmes e cor de âmbar havia paciência, aceitação, apoio. Isso me fez pensar, não pela primeira vez, em por que não conseguimos nos enxergar como nossos animais nos veem — como criaturas incríveis que merecem dedicação e amor incondicional.

Simplesmente não conseguia acreditar. A convicção de que jamais conseguiria aprender a dançar estava tão fortemente enraizada que descobrir que podia dançar virou meu mundo em cento e oitenta graus. Vi tão claramente que minhas convicções sobre o que podia ou não fazer criavam a minha realidade. Agora eu me perguntava quantas outras coisas poderia fazer se mudasse a mentalidade, me livrasse de noções preconcebidas e visões negativas profundamente arraigadas e simplesmente tentasse?

Depois de alguns meses de dança, participei de um concurso cômico que incluía valsa, tango e foxtrote. Eu, Marika Hamilton Meeks, aquela que tinha dois pés esquerdos, consegui dançar tudo isso!

Achei que ficaria nervosa durante o concurso, mas não fiquei. Estava pronta para dançar e acho que dancei melhor no concurso do que nas aulas.

Brian gravou a apresentação no celular e depois eu assisti. Quando me viu assistindo ao vídeo várias vezes, ele perguntou:

— Quantas vezes você vai ver isso?

— Quantas vezes precisar! — brinquei. Assisti ao vídeo diversas vezes; simplesmente não conseguia acreditar que aquela mulher forte e graciosa deslizando pelo palco era realmente eu!

Pode parecer bobo, mas realmente acredito que devo agradecer a Stella por me dar a coragem de começar a dançar. Quanto mais trabalhava para compartilhar a história de Stella com o mundo, mais tranquila e contente me sentia de maneira geral. Acordava com ela ao meu lado e me sentia inspirada e confiante de que a próxima oportunidade, a próxima ideia, a próxima pessoa que eu precisava encontrar, apareceria e estaria esperando por mim.

Não só isso. Se alguma coisa não desse certo, tudo bem, eu simplesmente atribuía ao plano divino, que nenhum de nós pode, na verdade, entender enquanto está se desenrolando. O universo estava começando a mudar de um lugar assustador e hostil para um lugar simpático, solidário e acolhedor. Mas, é claro que não era o universo que estava mudando, era *eu* quem estava mudando.

Pela primeira vez, estava realizando o meu propósito de vida e com facilidade. Facilidade. Gosto do jeito que soa. Às vezes tenho momentos de dúvida e penso: *Será que não estou sendo realista? Será que é este mesmo o meu propósito? Estou sendo uma idiota ao pensar que posso realmente fazer alguma coisa, causar algum impacto no mundo? Ou estou apenas perdendo meu tempo, meus esforços, meu dinheiro e minha energia? Será que sou apenas uma tola?*

Então respiro fundo e tento lembrar qual é minha prioridade. Curtir o que estou fazendo. Ou seja, se puder ser divertido e inspirador, vale mais do que qualquer dinheiro que poderia ganhar. Tenho algo que o dinheiro não pode comprar: estou engajada e apaixonada, e não trocaria isso nem por todo o dinheiro do mundo.

Já tinha quase me esquecido da inscrição de Stella para o Prêmio Hero quando, em novembro, recebi uma ligação informando que Stella não só havia sido escolhida para receber o prêmio de "Companheiro leal" como o comitê de julgamento a elegeu por unanimidade!

Fiquei tão animada por Stella e por nossa família. *Vai nos dar a oportunidade de compartilhar a história de Stella com um público muito maior,* pensei. Claro que também logo percebi que não tinha nada para vestir... Bem, o jantar só seria em março, tinha algum tempo para procurar.

Quando janeiro de 2018 chegou, senti aquele pânico familiar, aquela sensação de mal-estar na boca do estômago ao passar pelo check-up anual do câncer de mama com minha médica. Era um ano especialmente significativo, pois haviam se passado exatamente cinco anos desde o primeiro diagnóstico, um marco importante para os sobreviventes de câncer.

Normalmente, agendar essa consulta me deixava numa espiral de medo, ansiedade, preocupação. No ano anterior, tive que tomar um ansiolítico antes da consulta, para ajudar a aliviar o medo, mas este ano eu pensei: "Não. Este ano, eu vou encarar. Vou enfrentar seja o que for. Não quero que meus sentidos estejam embotados pelo medicamento".

Estava mais forte, mais confiante do que no passado, mas resolvi levar os comprimidos na bolsa, só para garantir. *Só de saber que estavam lá poderia tornar menos provável que precisasse deles,* raciocinei. No último momento, decidi levar Stella junto para a consulta. *Você é meu Animal de Apoio Emocional,* disse a ela. *E hoje, mais do que qualquer outro dia, preciso muito, muito do seu apoio emocional.*

Enquanto Brian me levava para a consulta, minha cabeça estava a mil. *Os últimos onze meses, desde que adotamos Stella, foram o melhor período da minha vida. Agora, tenho esperança; tenho um propósito; tenho uma paixão e um motivo para sair da cama todos os dias. Mas o câncer pode mudar isso em instantes. Se o câncer voltar...*

Era tão cruel, tão injusto pensar que tudo poderia ser arrancado de mim justo agora que a vida havia voltado aos trilhos. Já haviam me dito que se houvesse uma recorrência com o tipo de câncer que tive, não tinha solução — não haveria tratamento capaz de deter a doença uma segunda vez. *Por favor, Deus, faça com que esteja tudo bem,* rezei. *Permita que eu esteja saudável.*

Chegamos à clínica e enquanto Brian estacionava o carro, eu e Stella pegamos o elevador até o segundo andar para a consulta. Assim que as portas do elevador se fecharam, senti ondas intensas de tontura e náusea que me fizeram cambalear. Precisei me segurar com força em Stella e me apoiar na parede apenas para continuar de pé.

Reconheci a reação, chamada "ansiedade antecipada", o que significa que, ao entrar em uma situação desencadeante, o corpo reage aos sentimentos e expectativas vinculados a experiências anteriores naquele lugar. Quando entendi de onde vinha a reação, me senti melhor. Ao menos um pouco.

Meus joelhos tremiam e meu coração batia forte quando entrei no consultório da médica, falei com a secretária e sentei na cadeira da sala de espera. Brian entrou logo depois e se sentou ao meu lado. Comecei a brincar com o colete AAE de Stella para me distrair e funcionou. De repente, estava mais ligada nela do que no medo. Stella tem a capacidade de suavizar tudo. Eu me distancio de mim mesma, das coisas assustadoras, e começo a pensar em outras coisas que não a razão muito, muito aterradora pela qual estou aqui. Stella é meu escudo; com ela me sinto segura e não tão vulnerável.

A espera durou uma eternidade naqueles minutos intermináveis e agonizantes, temendo o que viria a seguir, mas também querendo acabar logo com aquilo. Afinal, fomos chamados ao consultório. *Chegou a hora,* disse a Stella quando ela se levantou para vir comigo.

— Como você está, Marika? — perguntou a dra. Herbert segurando minha mão delicadamente.

— Muito nervosa — admiti. — Mas estou com Stella para me ajudar.
— Depois de todas as experiências terríveis com a comunidade médica, realmente encontrei um anjo na dra. Laura Herbert. Era a médica mais doce, paciente e empática que poderia ter conhecido. Quando realizou a mastectomia, em 2015, fez tudo o que podia para facilitar minha vida, muito diferente do pesadelo que vivi quando fiz a primeira cirurgia, a lumpectomia, em Indiana, em 2013.

Por exemplo, ela fez a cirurgia num hospital ortopédico, não num hospital normal, por ser menor, mais simpático e com uma proporção melhor de enfermeiros e pacientes. Antes da anestesia, ela veio ao meu quarto, sentou-se na beira da cama, pôs a mão no meu joelho e conversou comigo, de mulher para mulher, de ser humano para ser humano. Eu me senti segura, protegida, amparada. Eu senti que tinha importância.

Agora, enquanto fazia o exame, eu estava nervosa, mas ela fez tudo o que pôde para me deixar à vontade, me explicando cada etapa do procedimento. Depois de ter feito a mastectomia e a radioterapia, resolvi não fazer mais mamografias, tomografias ou outros exames; faria o exame anual com minha médica e pronto. A dra. Herbert apoiou essa decisão. Foi uma escolha consciente não viver de consulta em consulta, de exame em exame, de tomografia em tomografia. Passar por esses procedimentos me levou à beira de um colapso nervoso e optei por não viver mais assim.

— Parece que está tudo bem, Marika — disse a dra. Herbert no fim do exame. — Não senti nada suspeito ou preocupante. Vamos fazer um novo exame no próximo ano.

Maravilha! O alívio foi imenso. Imediatamente, abracei Stella e beijei sua testa.

— Ouviu isso, Stella? Estamos prontas para mais um ano! E que ano tenho reservado para nós!

A empolgação por receber o sinal verde da minha médica foi atenuada pela separação de Roxy em fevereiro. Ficamos com ela por mais tempo do que o normal para um lar temporário, pois queríamos levá-la para um check-up três meses depois do procedimento cardíaco. Quando deu tudo certo, em setembro, comecei a postar no Facebook e no Instagram que estávamos procurando uma casa perfeita para ela. Uma jovem chamada Hannah viu o post, começou a me seguir e me mandou uma mensagem dizendo que estava interessada em adotar Roxy.

Em setembro, convidamos Hannah para conhecer Roxy e foi uma ótima combinação desde o primeiro momento. As duas realmente "se apegaram" uma à outra, mas Hannah queria deixar tudo perfeito antes de levar Roxy para casa. Portanto, concordamos em mantê-la até fevereiro, para que Hannah pudesse estar na melhor condição possível para concluir a adoção.

Em uma sexta-feira à tarde, eu e Brian ajudamos Hannah a se mudar para o novo apartamento e Roxy também se mudou. Adorei Hannah e tinha total confiança nela como mãe de pit bull, mas estava muito preocupada com Roxy. Depois de morar conosco por tanto tempo, tinha medo de que se sentisse muito triste, achando que a tínhamos abandonado com uma estranha.

Às onze horas da manhã de domingo, recebemos um telefonema de Hannah, chorando e histérica.

— Calma, Hannah, qual é o problema? — Estava com medo de que algo terrível tivesse acontecido com Roxy. *E ela acabou de sair da nossa casa...*

Quando Hannah finalmente conseguiu falar, explicou que tinha ligado a máquina de lavar, mas a válvula estava quebrada e a cozinha foi inundada, que a água agora estava chegando até as canelas.

— Espere um pouco, vamos até aí — dissemos, mas era um trajeto de vinte minutos de carro até o apartamento dela e quando chegamos lá, estávamos chapinhando na água. Não pude deixar de me perguntar: *Será que Roxy vai ficar contente em me ver? Será que vai pensar que nós voltamos para levá-la de volta para casa? Será que Hannah vai ficar mal por Roxy ser tão ligada na gente?*

Brian descobriu que o problema era na parte de trás da lavadora/secadora e seria necessário algum trabalho para consertar. Roxy, por sua vez, nos ignorou, ficou olhando pela janela e choramingando por Hannah. Aparentemente, tinha se esquecido totalmente da gente, apesar de termos sido seus pais por mais de meio ano!

Uau, Hannah é realmente a sua pessoa, pensei. E Roxy percebeu isso em um dia e meio. Esta é a verdadeira beleza de acolher um cachorro temporariamente — você pode amar o animal, mas não é necessariamente a pessoa certa para aquele animal. Oferecendo um lar temporário, você está ajudando um cachorro a encontrar a família definitiva, proporcionando a chance de ele encontrar essa "pessoa certa".

Hoje, Roxy tem uma vida incrível: faz caminhadas pelo campo e sai de férias com Hannah, que é capaz de fazer qualquer coisa por Roxy, mudar se for preciso, qualquer coisa para protegê-la. Isso também demonstra que quando alguém adota um de nossos hóspedes temporários, não perdemos um cão, ganhamos um novo membro da família. Também adotamos essa pessoa.

Hannah fará parte da nossa vida para sempre. Recentemente, ficamos um pouco assustados quando Hannah telefonou para dizer que precisava levar Roxy ao veterinário, mas os temores foram dissipados quando o veterinário diagnosticou um refluxo estomacal por ingestão excessiva de carne.

— Se a única preocupação for Roxy estar bem alimentada, as coisas estão indo muito bem — disse a Brian, dando risada. Em seguida, olhei para Stella, cochilando, enrolada em torno dos meus pés no chão, ao lado do sofá.

Stella me devolveu minha família quando todos se sentiam distantes. E me deu uma nova perspectiva para enfrentar o medo e a ansiedade. Mas fez muito mais do que isso... me proporcionou novos amigos e novas famílias, um círculo completo de pessoas e animais que nunca teria conhecido de outra forma. É muita coisa para uma cachorrinha sem-teto abandonada para morrer na beira da estrada. Não é incrível o que o amor pode fazer?

Epílogo
Stella (e Marika): é só o começo

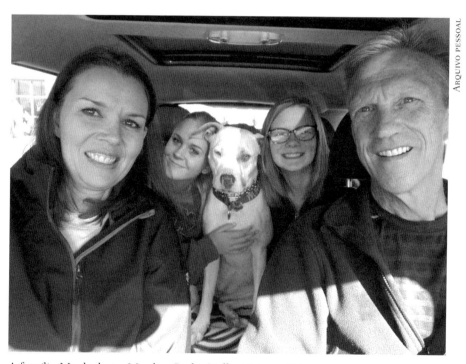

A família Meeks hoje: Marika, Carly, Stella, Caitie e Brian.

Outono de 2018

Graças a Stella, hoje sou uma mulher de quarenta e seis anos, mãe e sobrevivente do câncer, vivendo o melhor período da vida. Stella e eu temos uma missão, divulgar importantes mensagens sobre o conhecimento e a aceitação da raça pit bull, os benefícios de ter animais de estimação para a saúde das pessoas, a importância da esterilização e da castração e as maravilhosas oportunidades de salvar vidas ao acolher animais temporariamente.

Também nos envolvemos profundamente na luta contra a legislação específica para a raça. Os pit bulls, infelizmente, costumam ser discriminados e a Legislação Específica da Raça (LER) afeta pit bulls e outros cães semelhantes mais do que quaisquer outras raças. Em Montreal, por exemplo, se você tiver um pit bull, ele deve ser amordaçado até mesmo no próprio quintal cercado. As seguradoras muitas vezes não oferecem cobertura se você tiver um pit bull e muitos proprietários excluem automaticamente inquilinos que tenham pit bulls. Assim, por conta de seguros que não cobrem os donos e de proprietários que os rejeitam, os abrigos estão repletos de pit bulls como Stella. Parte meu coração pensar em quantos cachorros lindos como Stella, que seriam animais de estimação amáveis, amorosos e gentis, são sacrificados todos os anos só por causa de mitos e mal-entendidos sobre a raça. Stella e eu estamos empenhadas em contribuir para mudar essa situação.

Enquanto isso, eu e Brian estamos casados e felizes há quase oito anos, morando no belo Paradise Valley, no Arizona. Minha saúde está ótima e minhas filhas estão felizes e saudáveis, focadas nos estudos. Caitie, outrora tão perdida que chegou a pensar em acabar com a própria vida, hoje atua como conselheira voluntária, conversando com adolescentes e jovens adultos sobre a prevenção do suicídio.

Tive um começo de vida difícil, e Stella também, o que em parte pode explicar por que nos sentimos tão cativadas uma pela outra. Nunca pensei que valesse muito e aceitava o pouco que as pessoas me davam de amor, respeito e carinho. Acreditava que não merecia nada melhor. Hoje, em vez de me contentar com migalhas, vivo a vida em busca de coisas que me trazem alegria. Se algo atraente surge no caminho, vou em frente. Se não der certo, descarto a experiência e tento de novo.

Não foi fácil chegar a este ponto. Na verdade, cheguei o mais perto que se pode chegar de perder a vida antes de perceber que o que estava me matando era a renúncia a mim mesma. Precisei entender e acreditar que tinha o direito de ser feliz. Direito a ser e a fazer coisas que me proporcionam alegria, direito à felicidade. Você tem direito a quê?

Nas páginas deste livro, tento explicar como me tornei uma empresária, me livrei de um casamento fracassado, lidei com o alcoolismo do primeiro marido e enfrentei um diagnóstico de câncer de mama no estágio 3. Tudo isso acabou me mostrando exatamente ao que eu *tinha* direito: encontrar o amor verdadeiro, confiar na intuição, curar o corpo e o espírito, ter fé em mim mesma e muito mais.

Levei muito tempo para perceber isso, mas, afinal, posso dizer que sou grata pelo que o câncer me ensinou. Sou grata por ter tido o diagnóstico e a oportunidade aos quarenta anos. E se continuasse sem entender até os oitenta? E se só conseguisse despertar quando chegasse aos oitenta anos... que desperdício teria sido. Ficar sabendo do diagnóstico aos quarenta e um anos me deu a oportunidade de viver a segunda metade da vida diferente da primeira. Que tragédia maior do que descobrir sua paixão quando já for tarde demais para tomar uma atitude?

Minha jornada vai muito além dos meus esforços para continuar viva. Tem a ver com como viver enquanto ainda se está vivo. Não é nisso que devemos nos concentrar, com ou sem câncer? Este é meu trabalho mais importante; é o que minha alma me orienta a fazer. Aconteça o que acontecer, é o caminho e a vida que escolhi.

E, finalmente, há Stella. Quando ela me acorda todas as manhãs, entrando no quarto e subindo na cama, contemplo seus olhos profundos cor de âmbar e só vejo o reflexo de um amor puro, de paciência e aceitação. Vejo uma versão idealizada de mim mesma. Costumava me sentir incompleta, mas para ela eu sou suficiente e muito mais. Posso não ser uma pessoa perfeita, mas para ela eu sou a pessoa perfeita, e é só isso que importa. Seu amor mantém meus pés no chão, mas também me dá asas para voar.

Obrigada, Stella. Você apareceu quando eu menos esperava e curou meu espírito alquebrado, recuperou minha família dilacerada e me deu algo em que me concentrar além da ansiedade, da preocupação e da doença. Você abriu minha mente, meu coração e meu mundo para novas pessoas e novas possibilidades. Mal posso esperar para ver aonde nossas aventuras nos levarão a seguir!

Agradecimentos

Muitas pessoas foram fundamentais para que escrevêssemos este livro. Quero agradecer especialmente à nossa editora, Michaela Hamilton, e a todos na Kensington pelo trabalho árduo e apoio.

Marika agradece especialmente ao marido, Brian; à melhor amiga, Betsy; e à sua mãe, por ajudá-la nesta tarefa.

Elizabeth pede perdão aos seus gatos, Claudius e Calpurnia, por escrever mais um "livro sobre cães". Ela confia que, com o tempo, vai recuperar o amor deles.

Mais informações

Para saber mais sobre nossa missão, por favor, acesse www.incredibullstella.com e conheça também as seguintes instituições:

Fort Wayne Pit Bull Coalition
www.fwpbc.com

The Arizona Pet Project
www.azpetproject.org

Arizona Animal Rescue Mission
www.azanimalrescue.org

Maricopa Animal Care and Control
www.maricopa.gov/3560/Animal-Care-and-Control

Com centenas de cães e uma capacidade muito aquém do necessário, o Maricopa Animal Care and Control precisa tomar decisões difíceis todos os dias. O espaço e os recursos limitados deixam um número excessivo de cães, especialmente os mestiços de pit bulls, em alto risco de serem sacrificados.

Infelizmente, esse é o caso em muitos lugares dos Estados Unidos. A única solução verdadeira para acabar com o sofrimento desses cães e o problema da superpopulação é esterilizar e castrar o maior número possível de animais.

ESTE LIVRO, COMPOSTO NA FONTE FAIRFIELD,
FOI IMPRESSO EM PAPEL POLÉN SOFT 70G/M² NA COAN,
TUBARÃO, OUTUBRO DE 2021.